WORD SEARCH
BIBLE PUZZLE BOOK

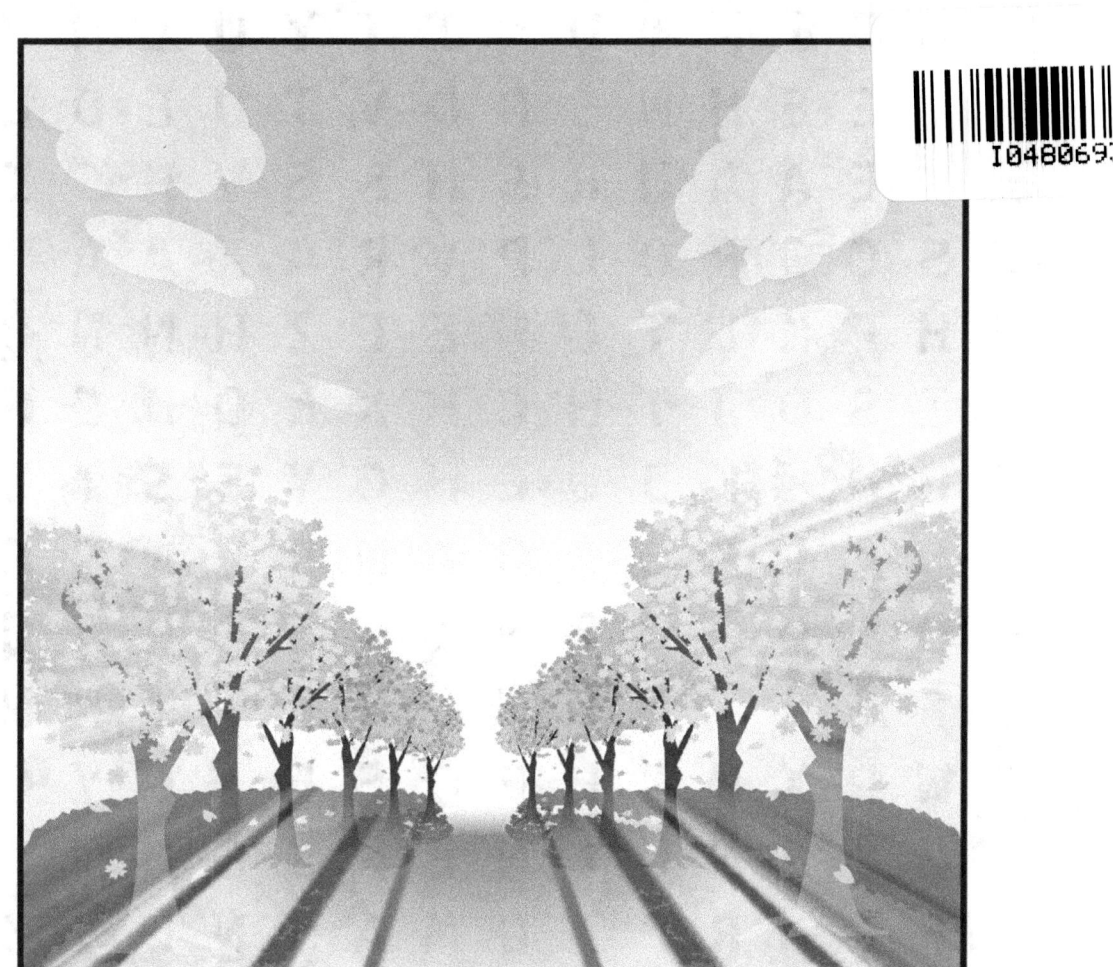

100 PUZZLES
Wth Text · Large Print

Psalm 134:2-3

Lift up your hands in the sanctuary and praise the LORD. May the LORD bless you from Zion, he who is the Maker of heaven and earth.

```
G J U D B G G F R E F U G E Z A
F W F I M M U N I T Y U L N V Y
X O E E H W S D D V T U E D L T
W R E A A U R S H S G V H S I D
P S C O R O L P V R A X A A Y W
P H F K L T L W E E Z H N N Q K
Z I S D J T H C H X K D D C G F
T P D K K J U C H G Y E S T R D
P S A L M D A O A M R V N U C Q
C Q T M O U B M I Q B O K A G O
I F G R T W Q M L V L T Y R N E
J W P X N M H E Q E E I C Y G C
X G M J N U L N E R S O H U O X
L F P S R P A D M A S N U V Z N
H H P S Z I O N M M A K E R L V
V L B A K G P K S Y S U G M F A
```

LORD	BLESS	ZION	PSALM
MAKER	HEAVEN	EARTH	PRODUCER
HANDS	SANCTUARY	IMMUNITY	REFUGE
WORSHIP	DEVOTION	COMMEND	HAIL

Solution on page: 102

Psalm 27:1

The LORD is my light and my salvation— whom shall I fear? The LORD is the stronghold of my life— of whom shall I be afraid?

```
F O K N I S I C R E D E E M B R
A P E R N I L G L K X F J D R O
H T H D U O I B E D C G H W I S
U I Q V N J F C O R Y N T S G R
E M S A A G E F X K I J U F H B
Z I H L F S A L V A T I O N T I
Z S A I R Q I E H M I W T D L I
F T L A A T F V P L B C Y E I U
V I L N I J W E J L N G D L G M
S C H T D P P W N Q P X L I H C
S T R O N G H O L D L G O V T W
H I L L U M I N A T E P K E O E
P R G U I D E J F F E A R R B X
R B B C H E E R D V Y V A S J E
U D O Y U L M K G R I P Z A J X
W U N W W E P M R R T Q M V G S
```

LIGHT	SALVATION	SHALL	FEAR
STRONGHOLD	LIFE	UNAFRAID	BRIGHT
ILLUMINATE	CHEER	GUIDE	OPTIMISTIC
REDEEM	DELIVER	VALIANT	GRIP

Solution on page: 102

Matthew 11:28-29

Come to me, all you who are weary and burdened, and I will give you rest. Take my yoke upon you and learn from me, for I am gentle and humble in heart, and you will find rest for your souls.

```
M V J D R P K G E N T L E N E P
C X B R X E J E H E V K I K X Q
X U N U I F S Z C R V L P Y F A
S E G M R H G T H E T C T K E U
T M F R D S K M E W U T M T Q
I Y I R O H E O B R Y B B K D B
L Y H U E N C N M R W S T P A C
L M G Z W P S O E G H F Q E G Y
N E I Z S Y O P T D O N U A K Z
E L V Q O Y K S Q S R W Y C H B
S L E U U D Q K E A S E L E R O
S O U I L Z A E E Y S A R F D C
R W Z E S M K L F Z I R Y U Y F
F V P T I O W O F Q S Y A L K Z
E R Y O Y H U M B L E K Z V A I
O U W P B S H V M L X B T D D R
```

COME	WEARY	BURDENED	GIVE
REST	REPOSE	YOKE	LEARN
GENTLE	HUMBLE	SOULS	STILLNESS
QUIET	SOFT	MELLOW	PEACEFUL

Solution on page: 102

Isaiah 40:31

But those who hope in the LORD will renew their strength. They will soar on wings like eagles; they will run and not grow weary, they will walk and not be faint.

```
C T I R E L E S S L Y B A B K F
G P W I V H N E F W S L A O G N
B P E T R U O N Q A B S I E H Q
W K A C R X W A L K W T F V O F
G G R E N E R G Y C Y R X I G P
L R Y E A G L E S F O E G G A S
G O X G P W I N G S L N Y O C J
F W K L K X V I T A L G Y R L S
J R P C M D I B V E F T W O I C
I E Q Z J J M S P M M H F U S P
D N S F Y C X O K C L G A S B T
C E N W N S H A B C L L I M U C
I W O Q M P Z R W Z S A N N C E
T A M Q V Q W U B W I Y T G P V
L O R D W V L X F Z T W C V G Q
C H T P V Q Z G O C Z D S O L R
```

HOPE	LORD	RENEW	STRENGTH
SOAR	WINGS	EAGLES	GROW
WEARY	WALK	FAINT	RUN
TIRELESSLY	VIGOROUS	ENERGY	VITAL

Solution on page: 102

Philippians 4:12-13

I know what it is to be in need, and I know what it is to have plenty. I have learned the secret of being content in any and every situation[....] I can do all this through Him who gives me strength.

```
C  T  F  T  F  E  D  S  G  I  T  Q  N  Z  V  Y
O  H  Y  G  L  I  V  I  N  G  O  V  W  K  Z  M
N  R  R  I  E  U  A  S  Z  N  U  V  S  Q  S  E
T  O  X  V  A  Z  L  T  Z  X  G  X  U  K  E  F
E  U  J  E  R  Q  L  R  E  T  H  Y  O  A  C  T
N  G  F  S  N  S  K  E  M  T  E  M  N  S  R  O
T  H  P  W  E  L  U  N  B  A  N  O  D  R  E  T
U  F  J  L  D  Z  C  G  A  R  I  L  I  J  T  H
I  H  K  B  E  U  Z  T  O  T  I  S  Y  T  E  F
W  O  D  F  V  N  N  H  A  U  A  R  L  G  H  Y
X  K  N  G  P  A  T  U  B  H  G  T  W  T  V  F
B  M  R  M  W  S  T  Y  Q  N  W  G  P  V  O  V
Y  A  S  N  M  I  E  I  U  Q  R  Q  J  V  B  M
N  E  E  D  S  B  X  H  U  R  B  O  R  J  E  B
F  O  O  D  L  B  O  B  N  C  H  E  I  F  P  O
W  U  B  Y  D  N  D  Y  P  H  O  K  V  L  F  H
```

NEED	PLENTY	LEARNED	SECRETE
CONTENT	SITUATION	FED	HUNGRY
LIVING	ALL	THROUGH	GIVES
STRENGTH	WANT	TOUGHEN	BUILD

Solution on page: 102

Psalm 34:5

Those who look to Him are radiant, and their faces shall never be ashamed.

```
D U S C Y R M S S U N N Y N W H
A Y W X V E Q T H L U A D E Y G
Z B X S Z S J P P A X J G V U H
Z U V V Q P G Y R A L N W E L I
L P C G B L A O T I I L P R A D
E H H N A E F L R N D Y F M F S
S P A L S N W L I T S E Z M A O
O P Q H H D W H S B J C K G C H
O F A E A E S M K B K T N L E T
O V E A M N U V W O P H O O S V
F Q W L E T Y H O G V E D W Y W
C H Q T D Q L L I H M I F I U N
U Y C H T H O S E A A R H N W N
D X F Y L K R A D I A N T G L A
O H F R B R I L L I A N T U Q F
Z Q X I W G Z M E C Z H F V N H
```

THOSE	LOOK	RADIANT	THEIR
FACES	SHALL	NEVER	ASHAMED
GLOWING	SUNNY	HEALTHY	SHINING
DAZZLE	RESPLENDENT	PRIDE	BRILLIANT

Solution on page: 102

James 1:12

Blessed is the one who perseveres under trial because, having stood the test, that person will receive the crown of life that the LORD has promised to those who love Him.

```
H U N D E R O I T T B S L C U R
H Z S K V F D K E E E E Q O H M
R W P R O M I S E D C P W R K X
F R M N P M D X B S A T R O Q L
Y E U C H Z U G W T U D S N M G
Q C Z O R L N H I A S S M A X F
M E N B U I H P L T E H F T Z P
Z I X W V V T C L R W C B I E C
S V X A Y D S S E E G R L O A I
K E H H L L O V E Y Q O E N D S
T A X A R J E V N I C W S J L L
E Q I N J S T E U K E N S O I Y
S R X J R S T O O D Z N E N F P
T F P E R S O N M A P P D U E T
L Y P S G J Q G H J H P F Y K S
G E R K I C W K G X D V D C C C
```

BLESSED	PERSEVERES	UNDER	TRIAL
BECAUSE	HAVING	STOOD	TEST
PERSON	WILL	RECEIVE	CROWN
LIFE	PROMISED	LOVE	CORONATION

Solution on page: 103

John 13:34-35

A new command I give you: Love one another. As I have loved you, so you must love one another. By this everyone will know that you are my disciples, if you love one another.

```
J M W B C O M M I T M E N T U M
S H L N G A N O T H E R X J S X
M U Y L E A R N E R K P T B U W
R U F J J A P Q C T U N E W E E
W M S M R I J W N V E P J Z B F
T A N T F H V E R R F F V D D P
U G I V E S D A E P V U N Q I Z
D S N M B U L H E U Y A H R S Y
E Q F Z T O D V P N M A N A C A
V I O S H A O K W M E S H Q I T
O S F C N L G Y O O N W U R P B
T C S J E J I C M W L D E U L S
E J E V E R Y O N E H C B K E W
E G O L D E N P A G T Q O G S X
T F A I T H F U L E X T O M S V
Z M A E D D C I J M A X H J O K
```

NEW	COMMAND	GIVE	LOVE
ANOTHER	MUST	GOLDEN	EVERYONE
DISCIPLES	STUDENT	ADHERENT	DEVOTEE
SCHOLAR	LEARNER	FAITHFUL	COMMITMENT

Solution on page: 103

1 Corinthians 13:4

Love is patient, love is kind. It does not envy, it does not boast, it is not proud.

```
F R I E N D S H I P S X O C G F
C Y A K D H U G L D N C O O Y H
A P R I P M Y N T B U V M M U P
C H Z N X A A D B O P U A P P I
O H J D X E T T G A T P T A A P
U A A Q B Z Q I E S I Y R N R K
P F P P X Y T Y E T A M I I T F
L L H X S O Z B J N L S M O N E
E M A R R I A G E I T P O N E L
Y K R B R D P R O U D O N G R B
L O V E E Y J P O N P U Y U S F
Q F G C O N J U G A L S J Y M Q
T S X W J R V P G U E E R G H Q
D G N V C A K Y D S P L A N J G
S G B G B P R V A Q W D X H A J
I D G B A Q W S V S U D L G N O
```

LOVE	PATIENT	KIND	ENVY
BOAST	PROUD	MARRIAGE	NUPTIAL
CONJUGAL	MATRIMONY	PARTNERS	MATE
COMPANION	SPOUSE	FRIENDSHIP	COUPLE

Solution on page: 103

Luke 2:14

Glory to God in the highest heaven, and on Earth peace to those on whom His favor rests.

```
E A H J P G Q R B Y E B M K R Q
T G R E Z D X D N O F P E Q U U
S A G L A I A S S E M B L Y W Z
Y T J U G V C X N O O S M E W G
K H Q R Y O E F A V O R B X X F
S E S U Q Q F N B R H P U U O L
Q R E E X S C G O M E E V T C T
G I T H R P A R I S H S I H I V
O N K E Y V M G L O R Y T O C V
D G K A L C I K Y F D P F S H O
H I G H E S T C P P E A C E O F
F K W G V O H L E B C E O I S U
H X D C Y T N W O R S H I P E W
C O N G R E G A T I O N Q Q N U
D F U A M F V S Y M C K S T N X
J P E F H B H Y T O K E G I F U
```

GLORY	GOD	HIGHEST	HEAVEN
EARTH	PEACE	THOSE	FAVOR
RESTS	CHOSEN	CONGREGATION	PARISH
WORSHIP	ASSEMBLY	SERVICE	GATHERING

Solution on page: 103

Matthew 5:9

Blessed are the peacemakers, for they will be called children of God.

```
N D I P L O M A T J G F D C G Z
C T M Z J G M N D C H P H A C S
K R B Z T H A H H O T F P L A X
T A L Q P O P Y C M N S K L R E
M N E T R A E O H P S T O E B S
E Q S V N P A R I O I S D I W
D U S O E P C N L O O L J V T J
I I E C G E E P D M T L O S R X
A L D D O A M B R I H N U P A F
T G C P T S A I E S E E U A T R
E O V Z I E K S N E B S T C O Y
S Z Y T A L E L L B P S L I R J
V H J C T G R W H U R C K F Q H
N A F P E J S C A L M A B Y N Z
S E R E N I T Y S N N E P V C U
X A W N X H U X C S A U I M B U
```

PEACEMAKERS	STILLNESS	CHILDREN	SOOTHE
ARBITRATOR	DIPLOMAT	APPEASE	PACIFY
COMPROMISE	TRANQUIL	MEDIATE	CALLED
NEGOTIATE	SERENITY	BLESSED	CALM

Solution on page: 103

Romans 12:9-10

Let love be genuine. Abhor what is evil; hold fast to what is good. Be devoted to one another in love. Honor one another above yourselves.

```
Y X D E V O U T N E S S A T N E
A T Z H J G Z H M U G T Y P U N
Z P I E T Y F X T A O H O R L A
K F U L O Y A L T Y O L U Q M N
X E R M U C I R Y P D Z R G N J
V R V S C V R P K N E W S M M K
D V N C E O B N C N E V E E Q Z
H O L D H I X V I Q O Z L C C H
V R U B G P R U O Z T D V K Y J
O Q A Y V T N P O S Z C E H F X
Y V T K Z E P B A A E Z S O K B
C W X W G N P F O J A Z V N H M
D E V O T I O N U F L D B O E N
A N O T H E R F R I M Q M R O S
O L O V E Z B H N R O W H B P E
E V R W X Z I A O W V U U Q M E
```

LOVE	GENUINE	ABHOR	EVIL
HOLD	FAST	GOOD	DEVOTION
HONOR	ANOTHER	YOURSELVES	ZEAL
FERVOR	DEVOUTNESS	PIETY	LOYALTY

Solution on page: 103

Leviticus 19:15

Do not pervert justice; do not show partiality to the poor or favoritism to the great, but judge your neighbor fairly.

```
G P A R T I A L I T Y J U O K Y
O B J E C T I V E J S Z O Q K G
B K J I R E P P O O R J B V V O
G T T V G P R A T I O N A L A P
A V S M J U D G E E Y E L R G M
F A I R L Y K U Q M N H A E C V
Z I M P A R T I A L R O N A U W
R H J U S T I C E O T N C S U M
L P Z G X X Z I B R V E E O S H
K X F R L U F H E K F S D N L U
D Q W E T Y G V D L T T W A N Q
P R F A N I R G O A H O X B R E
N E W T E E S L J L H A G L N B
B R K N P G B F D S F E M E C M
F A V O R I T I S M Q U G F Y Y
D P H V E C H W Z L P E A I J D
```

REASONABLE	IMPARTIAL	PERVERT	JUSTICE
SHOW	PARTIALITY	POOR	FAVORITISM
GREAT	JUDGE	NEIGHBOR	FAIRLY
RATIONAL	BALANCED	OBJECTIVE	HONEST

Solution on page: 104

Deuteronomy 31:6

Be strong and courageous. Do not be afraid or terrified because of them, for the LORD your God goes with you; He will never leave you nor forsake you.

```
M N C N B T E R R I F I E D E M
X H T U P K E E P S S H T B N L
C X T H L R X H C T O U Y F C H
O B P T N E V E R R D V H O O I
U I S P O N S O R O D Q B R U Z
R X A E P S R S S N C T E S R P
A B A C K I N G Q G K O C A A U
G Z L S I O R K J N Q O A K G U
E R W S U E A F R A I D U E E S
O F A H H P L W T O E I S L X D
U Y M T N A P O U H O U E E S S
S Y R G L U H O R G H A X A G D
W U L L U V B D R D F F D V X C
F Z Y Y Y E Z Q Q T J E A E S X
P V E N D O R S E P Y A V B L O
T G H H A Z G Q O E F W H K O A
```

STRONG	COURAGEOUS	AFRAID	TERRIFIED
BECAUSE	LORD	NEVER	LEAVE
FORSAKE	SUPPORT	BACKING	UPKEEP
ENCOURAGE	SPONSOR	FURTHER	ENDORSE

Solution on page: 104

Psalm 4:7-8

Fill my heart with joy when their grain and new wine abound. In peace I will lie down and sleep, for you alone, LORD, make me dwell in safety.

```
H P W J W G A B S I E R D C I X
E B T O S C W R B A V J S F J W
A J X Y E A O N O O F H K K L A
R D P O C G E E A N U E F N W I
T A F U U W D O D L G N T E V Z
D B M S R I Z R N W O P T Y L J
K O A M I N L I O V E N T Y T N
M U K I T E A K U U B L E D N X
V N E Q Y R P E A C E C L X G T
M D X R G C N S K I D E L Y F Q
Y S N Y X X M I R E J Y G Q I M
L W H M O N Y D O K H P I G L P
S E X I L I S L E E P Q L K L C
E H A T X E M N E W N E S S Q Q
D I V D O W N B S D Z X J G D X
S K U E I L B K V M F F T J R R
```

PEACE	DOWN	SLEEP	ALONE
MAKE	DWELL	SAFETY	FILL
HEART	GRAIN	WINE	ABOUND
JOYOUS	BOUNTY	NEWNESS	SECURITY

Solution on page: 104

Psalm 24:1-2

The earth is the LORD's, and everything in it, the world, and all who live in it; for he founded it on the seas and established it on the waters.

```
U E R M E V E R Y T H I N G I Y
N U U B C R E A T I O N G N X N
I O R I G I N A T E T K V Q O Q
V E S T A B L I S H E D J X X N
E A V T S E A S G K K H B Q K K
R U W S W A T E R S S D B F W H
S O E F Q B I N I T I A T E O L
E E A R T H E G D R T F T X R X
T A G I L T E F O U N D E D L U
X M U Q G I S E Q F C K E I D H
P Y N J I O V L L S K I E S A W
N H P P O N K I A O X B W N U Z
T Y Y O C E A N N N V P O M C R
P J B K W T K C S G D N Q Z C N
H H T V F F A N I M A L S O R D
U P D R W C K T O L W T T T R L
```

EARTH	EVERYTHING	WORLD	LIVING
FOUNDED	SEAS	ESTABLISHED	WATERS
ORIGINATE	INITIATE	OCEAN	LAND
SKIES	ANIMALS	CREATION	UNIVERSE

Solution on page: 104

Matthew 6:33

But seek first His kingdom and His righteousness, and all these things will be given to you as well.

```
S E E K G E J G O Y Z W N N B X
J R W R D M C H A S E O U E O D
E I R E E B F R J I V V Q Q X
Y G E P L A G D I D E I Y O T B
P H Q U M L L I I R E M Y B O Q
A T U R E T P M V C S N X T Q K
U E E S H U N T E E L T M A O T
E O S U U B X R D L N K M I V R
D U T E D D V T T F O I J N F A
G S S Z B V A G H H G N U E L C
J N D T H E S E I E S G R Y P X
K E Y L V K A R N N I D S R W K
Q S M A U F A P G M V O S V Y A
N S S P N D W O S T K M U E T C
K I F R S E A R C H W E E O F Y
P O Y H H O C T I A C D W W P E
```

SEEK	FIRST	KINGDOM	RIGHTEOUSNESS
THESE	THINGS	GIVEN	WELL
PURSUE	SEARCH	HUNT	RECEIVE
OBTAIN	REQUEST	CHASE	REALM

Solution on page: 104

1 Peter 5:6-7

Humble yourselves, therefore, under God's mighty hand, that he may lift you up in due time. Cast all your anxiety on Him because He cares for you.

```
H T I M E G V Q H I G H U S M S
X Y Q Z I N O G R A N D M D Y C
E L E V A T E U W L Q A O B W W
K S A T H E R E F O R E H D U G
M O N U M E N T A L E R S T N T
A F X S P I C K L L G D G E A P
G U I C F M O L B I N L J B S G
X V E I Q K I M C N F E D N S Y
X N T B Q D U G N I L T V U U C
J C Y O Z H U K H R J Q T F M Q
G A B Q L I M V U T C U E T I O
I R H B E C A U S E Y A N A N D
A E L R S E C H D I W O S B G U
F S Z E P K B N E Q I L N T X K
Y O U R S E L V E S G X N G A C
L E J M P Y W Y F I W M E H M I
```

MONUMENTAL	GRAND	CAST	ANXIETY
BECAUSE	CARES	HUMBLE	YOURSELVES
THEREFORE	MIGHTY	LIFT	TIME
ELEVATE	PICK	HIGH	UNASSUMING

Solution on page: 104

In you, LORD my God, I put my trust.

```
C X L D S S T U A F Y Q U H A Y
P O I E H R E L Y J A F W J C O
U D N Q V T H E S Q N R C G S O
R P L F F B F J Y X Q V O K U E
S H O L I H E T X J V D N B R R
U G H I T D N L W M E R V G E L
A S R I S I E E I D H E I S N S
D S A U A E V N E E C C C M E O
E F M T P E X R C N F J T N S P
M C R Q I P C G A E E O I O S S
H E D L O R D R C T H J O B I J
C V E C O G U D S A T E N L M N
O B I F E S I U H W G S V E Y S
C K K F S H R Y S N V B G L S W
Y R A A I T V B W V V R R X U W
U S D S C N J A I F J R A D J I
```

LORD	TRUST	CONFIDENCE	CONVICTION
SURENESS	CERTAINTY	ASSURANCE	BELIEF
CREDE	NOBLE	FAITH	PURSUADE
POISE	BELIEVE	RELY	SAFE

Psalm 37:3-4

Trust in the LORD and do good; dwell in the land and enjoy safe pasture. Delight yourself in the LORD, and he will give you the desires of your heart.

```
D E H J W D J T Y X P K H T V S
A V N T X J D S O A S P J K V Q
P W V J M Y S O U Y W P F M V O
E Y L N O O E J R T S U S U N A
M H R J D Y R D S R C V C P G I
E X L O S T D A E U T U M R M E
H N O Z N P E E L S G X E I E D
E G P R M R L L F T I R W G A J
A Z L W Z A I R A L U R H H D P
R G J O M I G N P T O C E T O F
T I N R A R H K S W V H C S W L
S V E T M E T A Q D V O B D O Z
U E R H A N P H D F H J R P X A
L N K Y U U J N W P D O Q T D V
T V D N H V A F B O L I B D X D
F E U G M L C K Q U J E J B V T
```

DELIGHT	YOURSELF	LORD	GIVEN
MORAL	UPRIGHT	DESIRES	HEART
GOOD	TRUST	LAND	ENJOY
PASTURE	MEADOW	PRAIRE	WORTHY

Solution on page: 105

Psalm 6:8-9

Away from me, all you who do evil, for the LORD has heard my weeping. The LORD has heard my cry for mercy; the LORD accepts my prayer.

```
M S U P N S Z S H W C N Y T K B
H E M G F U L J C E O J T A L P
D F E K E O G A R E M L F G V C
M O R T B A W A Y P P D P N R X
E R C E P F B R H I A C C H X Q
R G Y M I F C P H N S U U C Z H
C I D F T C L U E G S D T M H O
Y V T O Y J E O A C I M K W C O
G E V I L A M R R N O L S C R Z
F N C M T E E E D A N E R S Y U
H E A R D W N P C V V G T X W F
G W T D S B C B I I B P F H T X
T W Q N V R Y T E W E A O K C X
P R A Y E R Y C I C O T J E C R
L G N K J M E K C V X V K C C X
I U Q U H R T A F M F U G M Z Q
```

HEARD	CRY	MERCY	ACCEPTS
PRAYER	AWAY	EVIL	HEARD
WEEPING	ANSWER	RECEIVES	COMPASSION
FORGIVENEWW	CLEMENCY	MERCY	PITY

Solution on page: 105

Psalm 23:1-3

The LORD is my shepherd; I shall not want. He makes me lie down in green pastures. He leads me beside still waters. He restores my soul.

```
V K G F E S H E P H E R D B R U
M G X B E S I D E Z R R E K U W
S R L T X Q J W W M V E W B C J
C E B M P B U M A L D S A C R L
S E W A G N P Q U V I T T Z A M
G N I D H N L Z K N Z O E K M H
E S H A L L I W S S Z R R B M C
D B H M F N T E N S U E S C A A
L V S O U L K W E B C S M C R V
I E A M A A O R O Z W K C O S O
L A A L M D U K H Q S A M Z H Q
A I B D S T E E R W M S N Y A I
S V E L S S T I L L Q Z Y T L Z
J W D A A A B L H K O T Z J U B
U J P O B X H F Q B Q B G O I D
S H R V R K G K Y X A U X D O V
```

SHEPHERD	SHALL	WANT	MAKES
LIE	DOWN	GREEN	PASTURES
LEADS	BESIDE	STILL	WATERS
RESTORES	SOUL	MARSHAL	STEER

Solution on page: 105

Psalm 119:105-106

Your word is a lamp for my feet, a light on my path. I have taken an oath and confirmed it, that I will follow your righteous laws.

```
A Z V W Q U F Q S W E A R S S P
P L E D G E H Q C D D W S C G U
K O T U H T Q W Z H O G H O W W
P G Q T A U A C A L R Z C N O B
N M A O Q X V Q L X U X O F U S
K P R X T R D O M T G F M I H L
B P M T Z R F E Q T U L M R Y B
J A S J O Z S P A H L A A M B N
J Q Q W M I R E Q U A W N E A A
C C L A M P U O R M T S D D L Q
R V L O N U G B F G I E M V I H
X A R P W D D E E I O V E J G M
N P I D E C R E E T N P N C H T
C W J A J P D F F E E T T X T W
R I G H T E O U S G V K Y B A N
U E B H Y C T W T W G E D D O F
```

WORD	LAMP	FEET	LIGHT
PATH	OATH	PROMISE	CONFIRMED
FOLLOW	RIGHTEOUS	LAWS	SWEAR
PLEDGE	COMMANDMENT	DECREE	RUGULATION

Solution on page: 105

Matthew 7:7

Ask and it will be given to you; seek and you will find; knock and the door will be opened to you.

```
A P P R O A C H A B L E L O F P
V C P Y R I C I E N I G E W C C
I H F K O K J G L P J V A N S H
R A M R E P L A Y D I E E J O W
O R N E E Q R T E T N V Y G P S
P I S N D E H T P H I E E T E P
E T L N B R R E U G P L E G N K
N Y I I X A C F G N B L F N H T
E F L G E E N C E I B U A Q A S
D U A H R Q E N S A X U Q G N Z
X A G U Z T V S C G I B N P D M
V I D O O R E I V F B I H F E X
B Z O S L C M M J C V N C V D O
C A F I C A T U W I B S Y X O U
T C H A O D U D G K N O C K R N
V N Z C B R R P V E A Z K D T Q
```

APPROACHABLE	RECEPTIVE	GIVING	FREE
OPENHANDED	AMICABLE	OPENED	DOOR
BIGHEARTED	CHARITY	KNOCK	FIND
ACCESSIBLE	LIBERAL	GIVEN	SEEK

Solution on page: 105

Psalm 18:2

The LORD is my rock, my fortress and my savior; my God is my rock, in whom I find protection. He is my shield, the power that saves me, and my place of safety.

```
K S T A L W A R T M F T R Y C W
A G A U F D R E D E E M E R U Z
C W O W G I P L A C E S F P E Q
A I R O O P N D O J G O O H P Y
L V O C P R O D O T O H R S R U
I O C S S O D Y N S D S T P E A
W J K A A T G B P Q Y D R S S Z
A S R F V E W S A V E S E H C B
N P U E I C E B Y Z Q E S I U R
Y I H T O T O L I T F N S E E O
D L P Y R I W Q I M Q Y R L R L
A L U V E O C D V M L T G D C I
M A U N D N Q Q P O W E R I V P
X R N A O B B N A T D W U Q Z Q
W A P K M A I N S T A Y O V N M
X U E Q I U S Q L L U H W D X H
```

FORTRESS	SAVIOR	GOD	ROCK
FIND	PROTECTION	SHIELD	POWER
SAVES	PLACE	SAFETY	PILLAR
MAINSTAY	STALWART	REDEEMER	RESCUE

Solution on page: 106

Praise Him with the clash of cymbals, praise Him with resounding cymbals. Let everything that has breath praise the LORD.

```
K B O Q Z U C Y M B A L S S H H
C R E Z N O C U A C O L V A L I
J E N C L A S H N O C P F N N N
R A S O E N P F T M A R O T T C
B T E M J B E W R P N A M H R O
A H M M L E V G A A T I S E E X
R H B U N W E P V N I S G M F G
P B L N Q V R V S I C E K A R Q
U N E I J C Y S I O L N Q X A B
F M B O R J T A N N E X U T I Y
L R Y N L C H C G S S S T S N N
C H O R A L I R I H E E G I D I
C J O L V Q N E N I N W Y P Y W
E C E K Z D G D G P G E Z X N L
Q W P L R E S O U N D I N G T H
C Z G K T V U F E O Y A F R S K
```

COMPANIONSHIP	CANTICLE	CYMBALS	CHORAL
EVERYTHING	ENSEMBLE	SACRED	BREATH
RESOUNDING	REFRAIN	MANTRA	PRAISE
COMMUNION	SINGING	ANTHEM	CLASH

Solution on page: 106

Galatians 5:1

For freedom Christ has set us free; stand firm therefore, and do not submit again to a yoke of slavery.

```
B A T T L E W I A L B O R I N Q
S T A N D P L P I T A P E P Q U
J W G Y T R V O E I L R X D P M
U Z F R E S I S T M R E F F F E
F V U L U Y Z I O T U V G O G X
E S F M K P M D E A S A N R A H
Q E V E Y R E H L Q L I D B J E
D P D V I E X V R E L L N E B Q
W C R F R S U B M I T D O A W Q
X H M F Y F R F X J B D X R Z R
N R K F R E E G P Y O K E V I A
R I W L V A A G A I N E C L B K
G S J Y S L A V E R Y R V A W U
A T T H E R E F O R E Q A B E I
I Z M E Q C H A L L E N G E Y Y
D T Y V M D J H P V J H B C U S
```

FREEDOM	CHRIST	SET	FREE
STAND	FIRM	THEREFORE	SUBMIT
AGAIN	YOKE	SLAVERY	PREVAIL
RESIST	BATTLE	CHALLENGE	FORBEAR

Solution on page: 106

Psalm 3:3-4

But you, LORD, are a shield around me, my glory, the one who lifts my head high. I call out to the LORD, and He answers me from His holy mountain.

```
R O Y O H Q X R L I F T S Q B S
Y P A R O U N D J T V W U N F Y
O R R C L R Q O A C B N L W J E
T S P O Y F K A P T S P O G Q I
L B V L T D H E S Y P R R V N G
I A N S W E R S F L F O D T P Y
W F O K U K C S R W D U O S M M
N W Q C O J Y T F R L D D C O C
A Y L Z J R D F E D O F A A U W
F O C H O A T Y H W S U L N S
E M C L E S A G A Z K A L L T J
M R G H U R I S H I E L D I A I
S F Y O P H M K Y X C N I F I Z
Q B I V O V B H E L P F U L N P
T P W M M K I I P R Q L O X L R
Y G N P S C M Y A O G R V H O A
```

CALL	LORD	ANSWERS	HOLY
MOUNTAIN	PRAYER	PIOUS	HELPFUL
PROUD	SHIELD	AROUND	GLORY
LIFTS	HIGH	HEAD	PROTECT

Solution on page: 106

2 Corinthians 4:8-9

We are hard pressed on every side, but not crushed; perplexed, but not in despair; persecuted, but not abandoned; struck down, but not destroyed.

```
T A X X V A N H E H B F C X P Q
E P E R P L E X E D Z E I C I C
C V A B I O M E E Y D I R O U X
C R U S H E D D R E D S R P C I
R K P T U L I E T Y E T E L G L
E K H R Q S V U D A S Y P F S N
S Q A U T E C P L B T S R E U Y
I H R C X E Q R X A R P E Z D M
S H D K S G E E Q N O I S O E O
T V P R W E R S G D Y R S C S Y
A V E O D M A S U O E I I W P M
N P Y H A P Q E X N D T B B A X
T P M N I D E D V E T E L M I A
L R W O A K Y Y G D W D E G R I
Z O H D U F X S U G T Z H W E I
D V F C X P V H V C O F B X U W
```

IRREPRESSIBLE	ABANDONED	CRUSHED	EVERY
PERSECUTED	PERPLEXED	PRESSED	DOWN
RESISTANT	SPIRITED	FEISTY	SIDE
DESTROYED	DESPAIR	STRUCK	HARD

Solution on page: 106

Psalm 91:1-2

Whoever dwells in the shelter of the Most High will rest in the shadow of the Almighty. I will say of the LORD, "He is my refuge and my fortress, my God, in whom I trust."

```
C F N H O C A L M I G H T Y C Y
G D O D F X R F G X E Z I T J R
O U U W O F A S J J R U H R D M
C W A E M M X D A H E I S E X Y
O I M L N A L Y B A F S H P B K
F L H L S V Y O Z C U H E O D P
R L S S T P O J D N G A L S T W
E F Z S H Q B S F G E D T E N B
S E O G I W S I G R E O E T B B
P M I V R E P D Q B B W R R S E
I H M Z R E N H H A R E B U G E
T U H T L E S J W E V M Z S T U
E N R C C F B T V E Z C D T Y Y
X O Z E Z G R O O V L W H M V G
F Z L V F E C H C B N R B V R D
U T Y Z A C W M Q Z R S I K W M
```

WHOEVER	DWELLS	SHELTER	MOST
HIGH	WILL	REST	SHADOW
ALMIGHTY	REFUGE	FORTRESS	TRUST
RESPITE	REPOSE	LODGE	COVER

Solution on page: 106

Revelation 21:4

He will wipe every tear from their eyes. There will be no more death or mourning or crying or pain, for the old order of things has passed away.

```
U J J O V I A L Z U W D I U E S
E Y E S F L F J C H E E R Y D C
E E Y P N A J R U I R A P K H I
M V W A F V V L U Y T T M C M M
U A I I S D W O P G A H L O O X
J W P N C O H O R W Q B Z N U M
G A E S X R O T R A I G R T R F
Q Y X I T E Y H V D B E E N O
M T Q W O T X I V X E L X N I M
N K S U A R M N N O V R E T N A
D Q O C W Y T G I G H A Q E G N
F L I B E N Z S R U Z Y O D N F
L T P A S S E D O P N P Z B S M
E J F F U C C T E A R B H L W J
V U J M B L I S S F U L X P F V
L I L O Y D H C X F E J S V S W
```

WIPE	TEAR	EYES	DEATH
MOURNING	CRYING	PAIN	ORDER
THINGS	PASSED	AWAY	BLISSFUL
CHEERY	JOVIAL	FAVORABLE	CONTENTED

Solution on page: 107

Luke 18:1

Then Jesus told his disciples a parable to show them that they should always pray and not give up.

```
C E B Y Q L X I N J S F Q M Q I
A K R Z R K S T O R Y E M E E O
F L P N A L W A Y S L T T M L U
C T L T A H M D N B K Y G W A V
O P H E X P D Q A U H V E X C R
N R B E G W S R B N N Y S P P K
T A S P M O A X O T O E I O E F
I Y H U F P R I S M L Q Q R R H
N J O Z B V T Y Y P S Q Y U S U
U L U P H U W T I G K H B A E H
E U L V L Y I C S I N D O D V A
V P D O J C S Q H V D S L W E G
O D S G A I I G T E O O Y H R X
S E T N D A F O Y P T P Z I E O
R V E P E R S I S T F K I F B Q
B T K Y Y Y U D B P Q Q D R P T
```

TOLD	DISCIPLES	PARABLE	SHOW
THEM	SHOULD	ALWAYS	PRAY
GIVE	PERSIST	CONTINUE	PERSEVERE
STORY	ALLEGORY	TENACITY	RESOLUTION

Solution on page: 107

Matthew 6:12

Forgive us our debts, as we have also forgiven our debtors.

```
D E H J K M W K R P I N U P I T
E N K R I G E N T L E N Z H E M
B V T E N D O C A R I N G U A R
T C H S D M E R C I F U L M C D
O W R P L M S F O W S V V A C J
R L I O Y I B O S R Z B Y N O X
S I M N C H A R I T A B L E U M
B A A S Z U O G D G T I A Q N E
D B T I J I U I R N H R L H T J
H I U B C Q F V K T U M U T A T
W L R L Y Y D E B T S O P G B R
K I E E A W T N C L N L X R L Q
Y T K I N D H E A R T E D D E B
U Y T R U S T W O R T H Y M W V
N L D E P E N D A B L E O M X E
Z Q W D L I J K R W M K J W O A
```

KINDHEARTED	CHARITABLE	FORGIVEN	CARING
TRUSTWORTHY	DEPENDABLE	DEBTORS	HUMANE
RESPONSIBLE	LIABILITY	KINDLY	MATURE
ACCOUNTABLE	MERCIFUL	GENTLE	DEBTS

Solution on page: 107

Proverbs 28:13

Whoever conceals their sins does not prosper, but the one who confesses and renounces them finds mercy.

```
A J V U L N E R A B L E Q V R T
A C Q U I T P R O S P E R P E Z
G O D S E N D O U N L O C K N M
Y R E C E P T I V E A F K J O E
C O N F E S S E S K T A L W U S
P I C O M P A S S I O N I H N F
E X P O S E D X Z S P O H X C S
N E I I W H O E V E R N H R E S
W F S I N S M Z M U S F Y L S D
R U D R E S Q O V L Q C K P A U
S Q C O N C E A L S R K W P V Q
L M A R F Q U Y K E O H C Z E F
C W U X U Y B B M A V I W Y B F
L J A M E N A B L E E U V V Q P
R W F I N D S A C G K I Y D C G
L V J M K G B L U J J T V F K Y
```

WHOEVER	CONCEALS	SINS	PROSPER
CONFESSES	RENOUNCES	FINDS	MERCY
VULNERABLE	EXPOSED	UNLOCK	RECEPTIVE
AMENABLE	GODSEND	COMPASSION	ACQUIT

Solution on page: 107

Hebrews 13:3

Continue to remember those in prison as if you were together with them in prison, and those who are mistreated as if you yourselves were suffering.

```
P T C A L L S C H E C K U M C W
J Y E M A G C S I S Z G A V O K
T O M I X M C Y E S Z N F R N Q
H U P S V I S I T A T I O N T U
O R A T W N A I Q S K H X Z I Y
S S T R M I Q A W N E P Q E N W
P E H E C S T O G E T H E R U M
I L Y A W T H P T M L B R P E U
T V G T Z R R E M E M B E R W L
A E V E H Y B Y E I T Q M I C Q
L S H D I N T K W A H C Z S Y D
I S U F F E R I N G O J Y O X H
T T E Z M I L S L A S B A N Q S
Y R N A N G E L S C E U Z Y J Q
C F U W U C S Y M P A T H Y R F
J Y J I X L E A X U A Z W F C Z
```

HOSPITALITY	SUFFERING	REMEMBER	PRISON
VISITATION	MINISTRY	CONTINUE	CHECK
YOURSELVES	SYMPATHY	EMPATHY	THOSE
MISTREATED	TOGETHER	ANGELS	CALL

Solution on page: 107

1 Corinthians 6:19

Or do you not know that your body is a temple of the Holy Spirit within you, whom you have from God? You are not your own.

```
L L M O B B C B M E V D Z D P P
I L N P P V J N T C S M C A G R
F B C H U R C H M C P C N J B L
E S A W I T H I N L I M P P A C
F E S S E N C E C E R V C L S O
O V L S H R I N E S I N E O I L
R P L A C E S S K I T L Z F L B
C T E M P L E F O A T K O Q I M
E K B O D Y D G A S P U W Y C G
O N Z W Y W B K O T R K A K A C
K O H O L Y L P O I C A E L O Z
I W D K P E A M A C I Q R I J H
C H A R A C T E R A F G Y L K H
X S H I V Y D I U L D U A M V Z
M W A T T I T U D E N L U L D O
L S X C E C A E K J B O Q N E T
```

ECCLESIASTICAL	ATTITUDE	SHRINE	PLACE
CHARACTER	APOSTLE	WITHIN	HOLY
LIFEFORCE	ESSENCE	SPIRIT	BODY
BASILICA	CHURCH	TEMPLE	KNOW

Solution on page: 107

"If you can?" said Jesus. "Everything is possible for one who believes."

```
R A J W C T F M M I Z X T D H N
B B E L I E V E S A B O C H I X
G J B H O N E X W D Q R A Y O B
S Y T W D O S A I D W L N F A F
P R L L T C I S O O B D W W C R
R U I N S P I R A T I O N F H D
O C T E V E R Y T H I N G U I E
M N P C A P A B I L I T Y W E N
I B S B E R P O S S I B L E V V
S A M S T R I V I N G O Y L A I
E N R J L Q W O R K A B L E B V
I D R I V E N V T Z T C J Z L T
K X P O T E N T I A L W Y B E X
G D I L I G E N T B J G R T K S
U M O T I V A T E D I V X Z W U
I C U M B G X D R W M N M W C F
```

INSPIRATION	MOTIVATED	WORKABLE	DRIVEN
CAPABILITY	POTENTIAL	BELIEVES	SAID
ACHIEVABLE	DILIGENT	POSSIBLE	ONE
EVERYTHING	STRIVING	PROMISE	CAN

Solution on page: 108

Psalm 46:1-2

God is our refuge and strength, an ever-present help in trouble. Therefore we will not fear, though the earth give way and the mountains fall into the heart of the sea.

```
D F C F H T S T R E N G T H R M
W O E U C A B N C N A P L B H M
F R V I Y V V N G F F V O N E Z
V C E Y R I T E N Y O L Z M L X
Q E R Q E G I W N X E M Y O P O
E P P P F O G K O H A U M U D T
N O R A U R Q Y O T R F U N Z K
L W E A G F P H Y R T O S T X Y
R E S N E O E O P O H L C A B T
Q R E C N Z Y S L U Q U L I B Q
D P N H N L G E W B U P E N B C
L Z T O S P J A J L A F N V X K
Z J Z R E K P S W E K R F Y O S
T P T H E R E F O R E W V K F F
G L I J C A S S E T P K X O L O
S Z D A E P M U O K P G H Q Q I
```

EVERPRESENT	STRENGTH	REFUGE	FORCE
EARTHQUAKE	TROUBLE	ASSET	HAVEN
THEREFORE	MUSCLE	POWER	SEAS
MOUNTAIN	ANCHOR	VIGOR	HELP

Solution on page: 108

2 Timothy 1:7

For the Spirit God gave us does not make us timid, but gives us power, love and self-discipline.

```
R M J V C P S S T R I C T R Y N
E S W L H A E V L O R T M E M L
S S W A Y C L S P I R I T G Q M
T E T Y A U F M H E B M F U U M
R H E C Z C D W S S G I K L R U
A X U V M Z I E O U E D X A B B
I B G A V E S L C P U J H T V H
N I E R S U C E A R U K C E M M
T K J D O X I Q P E J P L K A L
B B H R N S P V A M L G O N S E
M S Z Y A K L I C A O V U C T M
H A O A U O I E I C V R T V E F
X G K D Q I N G T Y E P V R R F
A J N E U J E S Y K M W J H Y Q
C N P E M P O W E R F U F E W I
U H M P F T E Z C C Z L G Z R V
```

ROUSE	SPIRIT	GAVE	MAKE
TIMID	EMPOWER	LOVE	SELFDISCIPLINE
RESTRAINT	REGULATE	MASTERY	STRICT
CLOUT	SWAY	SUPREMACY	CAPACITY

Solution on page: 108

Luke 6:35-36

But love your enemies, do good to them, and lend to them without expecting to get anything back. Then your reward will be great, and you will be children of the Most High.

```
K B C H I L D R E N T X B S L N
W E E A N Y T H I N G T Q L H C
T I R C H Y N R C P K I V E H C
G W T W A M O S T S O P Q N Y Y
J B S H R U K I H F I H U D Z X
R C V L O J S E N E M I E S R N
B E G L C U E E K I N D D K V X
F N W C T D T H G D Z O C E O U
R A L A I X V I Q Q O A I M G X
C C E O R F Z G G G B F Q C V L
I R N O V D Z H C N C Q Z M N V
G O W M M E X P E C T I N G E I
U N G R A T E F U L E A A A P B
K N M P W Z A W P B A R C I T G
I V S N J E I H O P M D T I S Y
Q T L B S R A K E B I J Z Z J Y
```

LOVE	ENEMIES	GOOD	LEND
WITHOUT	EXPECTING	ANYTHING	BACK
REWARD	GREAT	CHILDREN	MOST
HIGH	BECAUSE	KIND	UNGRATEFUL

Solution on page: 108

Mark 10:45

For even the Son of Man did not come to be served, but to serve, and to give His life as a ransom for many.

```
I P C W V A X I U B Y H M T L F
F N Z G P U T A M A N Y P F D Q
I M G D M R J T T M Y X P A V Y
Y S C L J A O D E H E L P S Q E
S E S M A N H V T N I R D U E V
U D I Y J U Y U I S D D G R A I
P J M R A N S O M D F X E G V H
P Z P U S G E E Z D E T N F T P
L S A P G O N N E D S I X E A L
Y S R C M A N V I I M V J W F D
A Q T S T L R A N O L Z H X F W
Z A G E Y E T I C P N I W L O Y
D Q V D S F M O F P G F F A R Z
I I W F L H V D N X E L H E D I
G S K U M N E F Q S P W J X C Y
P U Y A N R E W S R V X Z T I Z
```

SON	MAN	COMING	SERVED
GIVE	LIFE	RANSOM	MANY
HELPS	PROVIDE	SUPPLY	ATTEND
IMPART	AFFORD	AID	MINISTER

Solution on page: 108

Psalm 149:1

Hallelujah. Sing to the LORD a new song, His praise in the assembly of His faithful people.

```
G Q L C K I V C P C L X I T B Z
J U S H Y E Z V Z C J N C K W X
H A C A S O N G G P I E D F L Z
T D J N D K H P J E Q W E F J Q
X Y B T H A L L E L U J A H M O
C R E V E R B E R A T E V L P X
W C X C Y W S P C V E U U Y E R
R D Z K H I N O R T L F D P O P
L N C O A Y T M A Y H O Y K P Q
O N C R L U M N G T L L P V L U
R C P O S P O N I E B I Z Q E X
D L R F T S J A M M A C Y L M V
E A P P E Z F E E Y G E R S Z S
C Y D R Q F S S L N U H J Y U C
H C H O R U S W I N G L A D R Q
L O W M Y A R S R R G G M Q V E
```

HALLELUJAH	SING	LORD	NEW
SONG	PRAISE	ASSEMBLY	FAITHFUL
PEOPLE	CHANT	CAROL	RESONATE
REVERBERATE	MELODY	HYMN	CHORUS

Solution on page: 108

Zephaniah 3:17

The LORD your God is with you, the Mighty Warrior who saves. He will take great delight in you; in His love He will no longer rebuke you, but will rejoice over you with singing.

```
F Z I E R E J O I C E B N K L A
I A N W U E C S T A S Y N R U C
G K S R Y N X Y P Q T O Y E C M
H D S I N G I N G I I V Y B E F
T E S V B G R E A T V Y T U U C
E L Q A W L E P A M L W C K P G
R I C C V O D L X I U D Z E H E
K G W X B E I V M G F S R L O F
E H M B C B S S X H M T Q X R O
N T Y K U V R A P T U R E K I O
C O A J B P T D Y Y B H X Z A X
S O L D I E R T R O O P E R A D
B I N G Y P L O N G E R P S G Q
Y B L E C J Y Z J U Q A H A R I
A W A R R I O R A F Y A J G O A
D Y U R B P P P B O P I I D R M
```

MIGHTY	WARRIOR	SAVES	GREAT
DELIGHT	LONGER	REBUKE	REJOICE
SINGING	SOLDIER	FIGHTER	TROOPER
ECSTASY	EUPHORIA	RAPTURE	JUBILATION

Solution on page: 109

Psalm 57:10

For great is your love, reaching to the heavens; your faithfulness reaches to the skies.

```
P A Y P H X A R E T T K G V Q I
Y Y K W J Z H E X T O E R A S G
D H J G P J P A T R C N P S U R
O B E H P T V C R A G D L T Z O
U V B A X K A H E S P L O P L T
N S L R V M K E M S J E V A R P
B K H U G E Q S E N S S E N E F
O I W M A Z N P G G A S K R A T
U E I M M E A S U R A B L E C E
N S U N L I M I T E D W I A H V
D J H X R K Z C X A Z M V R I H
E I N F I N I T E T E K U F N T
D F Q Q E V F F D N L R Y Z G E
E Y C O U N T L E S S J Z D W J
Y J F A I T H F U L N E S S F P
I G Q Q R F F L O W X T X J H W
```

IMMEASURABLE	COUNTLESS	ENDLESS	GREAT
FAITHFULNESS	INFINITE	REACHES	HUGE
UNBOUNDED	REACHING	HEAVENS	VAST
UNLIMITED	EXTREME	SKIES	LOVE

Solution on page: 109

Romans 15:5

May the God of endurance and encouragement grant you to live in such harmony with one another, in accord with Christ Jesus.

```
C R Q H H S T A M I N A W T Y N
C O O R D I N A T E R N J X B V
C E N C O U R A G E M E N T S K
X O V G G O Y S H M Z D A R C L
C F H O R Q V T C I H C G F H G
R K I E E U O O N H A D R C R R
V R V T R N E O X V R L E L I O
O Z Y V A E R N P O M Y E C S V
A I S D Y H N H C V O P M B T H
W Q S V C N C C W E N J E L T S
H H W N P A A D E A Y K N H Z P
T B Y A N Z N M S U C H T M T S
T S W S U R V I V A L G H B R C
E N D U R A N C E G R A N T V R
U A B W V O M S L I V E P T D R
W U J T C N Y M J K H G Y Y C R
```

ENCOURAGEMENT	COHERENCE	STAMINA	ACCORD
SYNCHRONIZE	AGREEMENT	ANOTHER	GRANT
COORDINATE	ENDURANCE	HARMONY	SUCH
CONGRUENCE	SURVIVAL	CHRIST	LIVE

Solution on page: 109

2 Corinthians 5:7-8

For we walk by faith, not by sight. We are confident, I say, and would prefer to be away from the body and at home with the LORD.

```
I S M C A J C Z D I C F Q L M M
N E A Y Q V J M V Q W P V G M X
T F P D S B H J G Q D N Q F T C
E A A R B T V H A B I T A T V U
R D G M E Z I G Q F A I T H A J
N E J T I F B C V H W C H V Q H
A D Y Y E L E A A P V B R H R H
L B D J X X Y R V L L V L O W S
C O M S P I R I T U A L I M A M
B V N O N P H Y S I C A L E L E
Y T M B O T K D F S W K C W K V
D W E L L I N G B Q I R J A P R
R E S I D E E S I G H T D R J N
D O M I C I L E T T A B U D Q C
H O U S E H O L D C L K V N D Y
Y Z I Y K D R W X K X O Y F N A
```

NONPHYSICAL	MYSTICAL	HABITAT	SIGHT
HOUSEHOLD	DWELLING	RESIDE	FAITH
SPIRITUAL	INTERNAL	FAMILY	BODY
DOMICILE	HOMEWARD	PREFER	WALK

Solution on page: 109

Psalm 46:10

Be still and know that I am God. I will be exalted among the nations, I will be exalted in the Earth.

```
R E V E R E M W X A Y K F A H I
N P X U V W T U Q B X G W I V Z
G R N A P H V A E O A X W C M S
O A U N U D T Y C E W H L O B W
I I B Q N H D M O O N P J N L I
R S M Z A A U N M L R B F I O
L E Q Z X B T K C V A O O I O O
V I J W E X S I O K U M O D N Y
R U F S W T Y W O R D O S E I E
Q W I T W V D U E N O T T N Z K
K O E A P P L A U D S E W T E W
H D J A L X E X A L T E D E V I
X M R L W M U C O U A T M E M N
S T I L L Y H I A M O N G Q D R
B W R T X T R I B U T E G I R M
Z F E K D O S C Z I E P B V Q C
```

STILL	KNOW	EXALTED	AMONG
NATIONS	PRAISE	LAUD	APPLAUD
LIONIZE	REVERE	TRIBUTE	CONFIDENT
PROMOTE	BOOST	LIFT	HOISE

Solution on page: 109

Psalm 5:12

Surely, LORD, you bless the righteous; you surround them with your favor as with a shield.

```
B R E J O I C E X K E U X G V Y
L K Z U B J A W Q S W I M I K C
E P K M E O E K G O V J I P P N
S R D R T M X N Z M E Y Y D C U
S O W N E S H I E L D C A U R O
M T Q P R F B U Z F Y L Z T I Y
Y E J K S E U W N A G C U Q G L
O C V I U K E G Y V E H B W H V
U T V N R U E L E O N S L Y T J
M I X D R D E M O R S W J O E I
E O L N O R P S G Z R L X U O F
B N O E U W K V F R F H C R U Y
S W V S N T E T H E M Y D K S F
Q Z E S D Z M A N T L E K G E W
E C Q C S E R V I C E O O S E Z
B M J C K J K J Y P F R P T N R
```

SURELY	BLESS	RIGHTEOUS	SURROUND
THEM	YOUR	FAVOR	SHIELD
REFUGE	PROTECTION	REJOICE	LOVE
GLAD	MANTLE	KINDNESS	SERVICE

Solution on page: 109

Psalm 118:24-25

This is the day that the LORD has made; let us rejoice and be glad in it. LORD, save us! LORD, grant us success!

```
U  I  M  Z  C  R  T  T  M  L  P  J  C  V  K  V
X  J  F  T  A  E  V  Y  G  O  S  N  H  R  G  G
J  U  W  S  P  A  O  I  G  R  Z  Z  R  X  L  F
S  B  I  M  F  L  E  N  C  D  A  E  Y  O  A  V
U  I  N  A  E  I  E  R  X  T  R  N  Z  M  D  P
C  L  N  D  A  Z  A  U  X  A  O  V  T  R  B  Z
C  A  E  E  T  E  L  A  T  H  W  R  O  E  A  O
E  T  R  K  Y  U  S  S  U  Y  J  Y  Y  C  S
S  I  R  K  Y  C  V  I  J  E  A  C  C  Y  H  P
S  O  B  I  N  A  L  P  C  E  M  U  A  N  I  A
O  N  M  F  U  P  D  I  X  E  X  D  I  K  E  H
F  Q  H  Y  M  M  O  S  E  N  G  A  E  W  V  Q
S  E  F  O  W  J  P  P  T  C  T  I  N  B  E  C
P  F  C  O  E  P  J  H  N  T  B  F  H  L  X  K
F  C  Y  R  B  D  L  E  A  J  P  B  W  V  M  H
A  V  Q  C  P  C  D  D  K  N  B  Y  D  J  Q  S
```

LORD	MADE	REJOICE	GLAD
GRANT	SUCCESS	VICTORY	TRIUMPH
FEAT	ACCOMPLISH	REALIZE	ATTAIN
ACHIEVE	WINNER	STAR	JUBILATION

Solution on page: 110

Galatians 5:22-23

But the fruit of the Spirit is love, joy, peace, forbearance, kindness, goodness, faithfulness, gentleness and self-control. Against such things there is no law.

```
G E N T L E N E S S H L Z J M M
G P L M O D E R A T I O N S N C
O X L R G N Q C L T T A L Z T
O Q D D T R T O Z W N U W O G R
D I J O Y G R S P I R I T V P W
N U C Z K T R Z A X X J E E A J
E C M B N W S R K P G J K X T T
S I O O E E T D M H E N P B I A
S K C U N S P S S M I A M H E N
F O R B E A R A N C E J C Y N E
E T V R O H A G A I N S T E C S
G A L A T I A N S F K C L O E O
K I N D N E S S L B Z C B I N N
T L F R U I T J D H B D L P R M
F F A I T H F U L N E S S T Z T
O F O C Y W C M Y J Q L X T A H
```

FAITHFULNESS	GALATIANS	KINDNESS	PEACE
FORBEARANCE	RESTRAINT	AGAINST	FRUIT
MODERATION	PATIENCE	CONTROL	LOVE
GENTLENESS	GOODNESS	SPIRIT	JOY

Solution on page: 110

Psalm 66:1-2

Shout for joy to God, all the Earth! Sing the glory of His name; make His praise glorious.

```
S A G M Z Y S O C V G C U T N E
G O Z M S U H X G B K O D C D Q
K O E A U N O Z L K G M D W O D
Q W N G P R U I O E L A U B Q C
U W S N E H T O R Z O K X G W P
Z O P I R X E E I D R E N U I N
N N L F B S B A O T Y I D Q Y T
E D E I J K P R U J D E U Y F N
S E N C Y Y I T S N T N O D I Q
I R D E H P L H A A Q J Z K I O
N V I N K J N T R N A M E R Y N
G U D T H G S B U K J L V V Q S
S L R T N T L P S M H B K X K L
P W H B U E P K U L K P F C K M
M X C O C K Y P R A I S E O R N
Q P S B J J J F L F F X U R I U
```

OUTSTANDING	SPLENDID	GLORY	NAME
MAGNIFICENT	GLORIOUS	EARTH	SING
CELBRATED	SUPERB	SHOUT	GOD
WONDERVUL	PRAISE	MAKE	JOY

Solution on page: 110

1 Corinthians 16:13

Be on your guard; stand firm in the faith; be courageous; be strong.

```
C S G D I H D P S V F L K S J P
G M T O W E R F A I T H A A K Z
M E D D L O H N M U S C L E U A
P V O C T G U T S O V E Z K V W
S R O C K Y K H J O S S P Q R B
T B C W R G C T D A T R I Y E V
X P Y P T O U G H F R J L Z S B
C O U R A G E O U S O G L Y I A
F S T A N D Q H Z I N C A C L X
V I I O Q M V K N Z G G R A I S
K U R D L S R U P X C R X F E U
L V G M M M V S T U R D Y B N D
M Z U G G U A R D O G J P J T Y
P O R O M A I N S T A Y C H J H
S T O U T Z H P F T R Z E C S Q
L H N Z L E L A F C C Q N F S G
```

GUARD	STAND	FIRM	FAITH
COURAGEOUS	STRONG	ROCK	MAINSTAY
PILLAR	TOWER	STURDY	RESILIENT
TOUGH	STOUT	MUSCLE	GUTS

Solution on page: 110

Deuteronomy 31:8

The LORD Himself goes before you and will be with you; He will never leave you nor forsake you. Do not be afraid; do not be discouraged.

```
P A P J K E C J N E V E R U H M
G D J A A F R A I D F J Y Z I P
D O E U L E A D I N G F R D M S
F S E U S U R E N E S S E E S F
O C P S T G P L S D Y G K U E Q
R O T E V E G S C L A J Y P L B
E N T N A Y R Y O R Z E V E F D
R F J D V R A O U G R K K X W I
U I N O Q R H O N O A A X Z R J
N D I S C X C E F O S Q E L Q K
N E J E J S C E A R M W O E C L
E N M B I T B T O D O Y S A I U
R C V D O Q X F V X I L L V G S
Q E H G L D S P P O I S E E B R
E M B O L D E N Z S U W R X O D
N V C J A J P W M D W Q F B H V
```

DEUTERONOMY	SPEARHEAD	FORSAKE	POISE
DISCOURAGED	SURENESS	HIMSELF	LEAVE
FORERUNNER	EMBOLDEN	AFRAID	NEVER
CONFIDENCE	LEADING	BEFORE	GOES

Solution on page: 110

Now the LORD is the Spirit, and where the Spirit of the LORD is, there is freedom.

```
E F Z H F C R E L E A S E F U R
A R J R X O O L I B E R T Y N K
L E Z W B N C H O I C E Y S S Z
I E C H A R A B B I C E S P H B
B D D E W K B B I N X N Q I A V
E O C R V J S K E A A N X R C S
R M U E F H L D R I G V A I K J
A F H U X Z N E H I S M S T L M
T G H H Y E N T E N L E Q A E X
I X T A P E N R G R V M W M X Z
O L T E R I E N D A Z B Z A E U
N X D A R V S R S C B Z J M U V
D N Z O O Z O E N M W U Y C J L
I A C S U L H R O N N U E W H N
N Z N E P I S T L E R A P V R G
U J Z V Y G V O W F S M W G X E
```

INDEPENDENCE	SOVEREIGN	LIBERTY	RABBI
CORINTHIANS	NAZARENE	FREEDOM	SAVES
LIBERATION	EPISTLE	CHOICE	WHERE
UNSHACKLE	RELEASE	SPIRIT	LORD

Solution on page: 110

Ephesians 4:32

Be kind and compassionate to one another, forgiving each other, just as in Christ God forgave you.

```
R S C K E X A M P L A R H Y F C
W C C T T O S C W Z J D D K O P
S R O B R O T H E R H O O D R B
V I M E J B Y F C H R I S T G H
A P P P U E P H E S I A N S I G
G T A A S U Z F E K J B S K V E
R U S R T C Z O H A I D C A I T
M R S A A R R R Y C N D A N D
G E I D C D W G O N L H D N G B
W X O I W E I A R D O M G O E C
D F N G F D W V H V T J O T F D
S X A M W M G E C J H D F H U W
A Z T R E S P A S S E S C E F F
G V E B H A H Q F D R W K R K F
G S Z E D N C V M O D E L F Z I
Q K D F Q G E L K L R Y X P U O
```

COMPASSIONATE	EPHESIANS	FORGAVE	OTHER
BROTHERHOOD	FORGIVING	ANOTHER	JUST
TRESPASSES	PARADIGM	CHRIST	EACH
SCRIPTURE	EXAMPLAR	MODEL	KIND

Solution on page: 111

Joshua 1:9

Have I not commanded you? Be strong and courageous. Do not be afraid; do not be discouraged, for the LORD your God will be with you wherever you go.

```
Z U N I T E D G I D Y L Z P B K
W A V S X C O M M A N D E D S L
A X R E O F J B H H W D F S K W
C F C O N S O R T H E E C C C J
O O R A Z Q S S G G J W O O A E
M S U A I F Z F A Q O W M U F K
P T S F I O V R E W I H P R F P
L R T Z L D U P S P N E A A I Y
E O L N L O T H C Y T R N G L G
M N L I C Z D O O P D E I E I H
E G Q S N U S V R G Z V O O A F
N K I B U K N E T J O E N U T Y
T D A Q F O E C U Q H R I S E G
O Z J U C N A D O Q V R H F P Q
L G O A C C O M P A N Y S X R B
D U D K S B Z C L N A B M D Q Y
```

DISCOURAGED	COMPANION	CONSORT	ESCORT
COMPLEMENT	ACCOMPANY	LINKED	AFRAID
COURAGEOUS	COMMANDED	UNITED	STRONG
AFFILIATE	WHEREVER	CONVOY	JOINT

Solution on page: 111

Psalm 86:5

You, LORD, are forgiving and good, abounding in love to all who call to you.

```
F M C T U A S A U X C L I N K N
D V A A B S O L V E A J U J Y E
X L S Y M P A T H Y L B K A K O
K F O R G I V I N G L M P I P N
Q K A U U N F M Z U E B R M N T
G K N B O U E M Z T X E E E T U
O N E D O S F H L J C X C R O P
O B R D U U I I B Z U O O C L A
D A K C J D N I M O S N N I E X
P I X M O B L D K B E E C F R J
K E U V O J O H I S E R I U A O
X Y V G A A V E C N G A L L N P
Y X W I Q J E O E Y G T E H T T
S P L E N I E N T O H E H F W A
N R U N D E R S T A N D O K T G
M F Y T C K P T A W Y F S Q M X
```

FORGIVING	GOOD	ABOUNDING	LOVE
CALL	PARDON	EXCUSE	ABSOLVE
EXONERATE	RECONCILE	MERCIFUL	LENIENT
TOLERANT	SYMPATHY	UNDERSTAND	EXCUSE

Solution on page: 111

Philippians 4:6

Do not be anxious about anything, but in every situation, by prayer and petition, with thanksgiving, present your requests to God.

```
N H S G D Z Q U A N P L Q Y F J
O G U U A S B H B L L X O I K J
A T P R J P I S O U E F L P P V
P H P E J A N E U M A A H Y R T
P A L Q I N E N T R E A T Y A D
L N I U B Y A D J P F Z P D Y N
I K C I T T O V P W N V P R E W
C S A S E H E A X O Z N R E R L
A G T I E I M E I V O P E Q X K
T I I T Z N E T X I B G S U X N
I V O I M G A V T H B N E E R P
O I N O A U F I E O P N N S N N
N N E N T O T P F R W I T T N U
U G N I P E J X V B Y L H S Z E
B E S K P A N X I O U S R K E A
Q R G R H O A A X A Z D A Y E B
```

SUPPLICATION	SITUATION	ANYTHING	PRAYER
THANKSGIVING	ENTREATY	PRESENT	EVERY
APPLICATION	REQUESTS	ANXIOUS	ABOUT
REQUISITION	PETITION	APPEAL	PLEA

Solution on page: 111

Proverbs 22:6

Start children off on the way they should go, and even when they are old they will not turn from it.

```
J C U L T I V A T E E Y R M X O
O S M M W G E F D F L Y Y Z G K
I J Y N S R E X A M P L E P B R
H N P G A I N F L U E N C E L P
J L S P I E S T A R T H V J B V
P C E T D C M I M H Z E N W U C
Q R H I R L O Y T Q D H U K E Z
P U U I A U A L U F A T R T D K
S G I Q L H C S T L M R T A U E
H T I H N D K T O N A U U J C P
I U E M E S R C R E G N R C A J
M R I E J L H E R L U Q E K T K
H N G C R C L J N J H U J F E J
P Z D M A Y L T R A I N F A Z O
K A I O U B F W M M C X Z X Q P
G G C C B C N C H S A Y K G M E
```

START	CHILDREN	TURN	REAR
EDUCATE	NURTURE	TRAIN	COACH
CULTIVATE	PREPARE	INSTRUCT	TUTOR
GUIDE	INFLUENCE	EXAMPLE	STEER

Solution on page: 111

Philippians 4:7

The peace of God, which surpasses all understanding, will guard your hearts and your thoughts in Christ Jesus.

```
P Z M J A L Y I H E A R T S T J
D E S E R E N I T Y U A B P U E
X T A I X H W D X H F L A C Y G
U H C C H Z O A C S C R R H N H
P O S Y E M J I C U M M E R O R
E U G T O A H O D R D E F I N L
A G U N I W B G F P Z D L S V Q
C H R H P L H L M A K I E T I P
E T G D W G L Z E S M T C N O B
N S U R F I G N H S G A T O L S
K M A T W C L O E E V T I A E A
O T R H V F E L D S V E G N N W
A N D L H H Y A K D S V A D T U
U N D E R S T A N D I N G E Y E
I D Z D E A P R Y L L P Y P J O
W L N F S Q B B E N U N L P T C
```

PEACE	GOD	WHICH	SURPASSES
UNDERSTANDING	WILL	GUARD	HEARTS
THOUGHTS	CHRIST	PEACEABLE	STILLNESS
SERENITY	NONVIOLENT	MEDITATE	REFLECT

Solution on page: 111

Exodus 20:12

Honor your father and your mother, so that you may live long in the land the LORD your God is giving you.

```
R Q Z P P P A T R I A R C H G Q
E T M G R A Y U F A T H E R X E
L Q N A M O E M Z E N E X Q N K
A L H E N S M M G R L I V E M R
T X O G A J N I U H L H N E A F
I W J N G O I L S A Y H O K T U
V J B Z G I I K N E U S C Y E A
E B P Q K R A R N S D H D W R Y
V J D V K O E O P M P A X X N X
T F X D K T H O N O R O X U A D
L G N Y A D L S O K W Q Y B L I
B A Q P R R N G P Y E M N T M J
L C B O G O K R I Q O G P H U A
L C L G B M O T H E R P F Y Q I
G I V I N G P A R E N T A L S W
T G J V F F Z R N X T I B V V Y
```

HONOR	FATHER	MOTHER	LIVE
LONG	LAND	LORD	GIVING
PROMISED	MILK	HONEY	PARENTAL
RELATIVE	PATERNAL	MATERNAL	PATRIARCH

Solution on page: 112

John 14:6

Jesus answered, "I am the way and the truth and the life. No one comes to the Father except through me.

```
U W C H D G D B M U E A H Y C N
R P R O E R V F Q M X T Y O I I
J Y H T M L T F Q Y C B D R N D
S E D R V E I C C E E C E T T M
G V J U B P S A A A P H T U E N
J V J T X S M B W C T P C A G M
M V P H E I I G D A R L J P R M
S C M E T D E E F O E A T P I G
E P F I O T R O N E E E H R T F
P I G H A E D T L D L C R O Y Q
L E T H W E X T Y V D F O A R I
L E T S E Y J U U P M L U C O Y
M A N S E G W H U J G Z G H A H
P A J U V E R A C I T Y H R D I
R C R W O I E K I I W A Y U W
E Z K D X M F K D U L D K O R B
```

ANSWERED	WAY	TRUTH	LIFE
ONE	COMES	FATHER	EXCEPT
THROUGH	PATH	METHOD	APPROACH
ROAD	VERACITY	INTEGRITY	LEGITIMACY

Solution on page: 112

Isaiah 43:19

See, I am doing a new thing! Now it springs up; do you not perceive it? I am making a way in the wilderness and streams in the wasteland.

```
M Y N Q P Z G E P Q G T I Q M H
N E C I S J A B Y X C A G L J R
P N U W Z Y W S Z B I M V S P W
I R L A I M P R O V E E S T V F
F I T S P E R C E I V E F M I T
R C I T D Y N B R G N J Q V N R
E H V E A O A A R W U Z S N M
S W A L H T P I E D H E G H O W
H R T A W N O D C A L N Z L V K
M U E N T D L B U C I E E S A U
U T N D D I K N L R Y V G H T N
R R B M W M T X P S O N K K I B
S T R E A M S S K N I L H G V N
I N U R T U R E O K B V R G E V
D E V E L O P K A K S W H A X W
H E U L G Q O M J R D H G B M P
```

DOING	SPRINGS	PERCEIVE	MAKING
WILDERNESS	STREAMS	WASTELAND	NOVEL
FRESH	INNOVATIVE	TAME	CULTIVATE
DEVELOP	ENRICH	IMPROVE	NURTURE

Solution on page: 112

Psalm 55:22

Cast your cares on the LORD and he will sustain you; He will never let the righteous be shaken.

```
X N J R J D S X P X L F R S Q P
S Q W E F Y X I P Q X A I Z I T
R K C S M Z P N R J D I G G D U
Y J C P K D N I O G A R H U B R
R F A E I I L J P Q H I T X L L
C S R C A C R O E B O S E O A F
S A E T L T E C R C N V O C M L
E H S S C I P O G D O I U O E V
G U A T Y O U D P Q R R S R L J
S M P K F S T E C M A T T R E L
N P U Z E U A C K G B U R E S O
N N H K F N B E B J L O F C S V
H B S M N J L N K L E U D T A U
M R M C H Q E T Y H K S W T K V
N L A O I Y H O N E S T V V V B
R K G H A N A V B F W P A X A Q
```

CAST	CARES	LORD	SUSTAIN
RIGHTEOUS	SHAKEN	VIRTUOUS	BLAMELESS
HONORABLE	HONEST	RESPECT	DECENT
REPUTABLE	FAIR	PROPER	CORRECT

Solution on page: 112

James 5:16

Therefore confess your sins to each other and pray for each other so that you may be healed. The prayer of a righteous person is powerful and effective.

```
K F F F T X M C M A V T R Q M T
C E J O T H E R T D C K G N W A
Z O G Q O W N V T M X J O C Z Z
A K N J A W F A L I P S S S P B
E R W F B P I A T T R S V O R S
F I V Y E V O J H E G E L C A M
F G I H I S B W P R R B X O Y R
E H A N T I S F E O L N L Y E O
C T E V O B W S F R A U A Q R A
T E C A I E C E I E F M L Z G H
I O A Q L Z R F L N N U T D Z P
V U X C V E G C I A S W L Z I Q
E S Y U H B D A I R W R S U N Z
T R Y T B P R R K L L E U S N U
P A C K N O W L E D G E A K V L
J W L C J V K T Z L V U C J U P
```

THEREFORE	CONFESS	SINS	PRAYER
EACH	OTHER	MAY	HEALED
RIGHTEOUS	PERSON	POWERFUL	EFFECTIVE
ADMIT	ACKNOWLEDGE	OWN	CLEAN

Solution on page: 112

John 16:33

I have told you these things, so that in me you may have peace. In this world you will have trouble.

```
N O N V I O L E N T R V A B Q W
E I X L C V W J F U Z W M V Z D
I L R I R E S T F U L X Z F Z B
U T N R S F E L Y W A C B X M M
E O E L X C G V E G I K T Z H Y
T L M W O R L D N F C R R C E O
C U I T H E R A P E U T I C A R
U S E R E N I T Y R E L A X L I
R U M D G S A N C T U A R Y I Q
A U E J T R O U B L E W E D N V
T O L D H F Y L K J C D K B G W
I M V S H A A T H I N G S A S Z
V N C F J Q P E A C E F U L W W
E O R E A S S U R I N G L S C P
U L G J C A L M I N G Y M X T Y
K J G S L G S T X Y U V R B C P
```

TOLD	SANCTUARY	THINGS	PEACEFUL
WORLD	TROUBLE	SERENITY	NONVIOLENT
HEALING	THERAPEUTIC	CALMING	TONIC
CURATIVE	RELAX	RESTFUL	REASSURING

Solution on page: 112

Psalm 30:1-2

I will exalt you, LORD, for you lifted me out of the depths and did not let my enemies gloat over me. LORD my God, I called to you for help, and you healed me.

```
I M P R O V E J T L B C L H J P
F S Q D N K U N V G O T V N B O
H E A L E D Q B C L N V H T K E
M T P W O D H Z E O S K L V I C
I L L A S I E I H A G A T V J O
O O I C K V N P Q T X Q R P E U
L R U F A L P T T E B T I F L E
B S A M T L H R E H U W U O A S
E J C B G E L Z O N S F M L T N
Y I K S P E D E K M S X P S E X
H W W U E F F I D C O I H E B H
V E C S P E L R V A Q T F F X O
X Z L G J U P R A I S E E Y F B
R M B P R E V E L E V A T E L T
Y N D G O D K K K I E Z B P C M
Q H W A C W X K G J G N R T E E
```

GOD	CALLED	HELP	HEALED
EXALT	LIFTED	DEPTHS	GLOAT
PROMOTE	ELEVATE	INTENSIFY	UPRAISE
ELATE	IMPROVE	REVEL	TRIUMPH

Solution on page: 113

Psalm 3:7-8

Arise, LORD! Deliver me, my God! Strike all my enemies on the jaw; break the teeth of the wicked. From the LORD comes deliverance. May your blessing be on your people.

```
R Y F G B R E A K F O L C S X P
R E E D A J Z Y Z N W W U X D O
Z L I B E R A T I O N M B E E Q
I L W W E J I P O A Z V Z S L M
K T O I S B Q S D P C K Y P I A
E K V R A P L U E L F E Q T V S
N U U C D S E E C O M E S R E Q
E V P A O K C B S A Y D K Z R I
M N N E I M Y E B S E J H H A O
I H T R O M U E N K I B V M N H
E M T H R P S S C D Q N A I C E
S S H D U A L I W C H H G I E V
V T X E E S W E M T V B V E D T
S Q H L B J O R E E B V D W W O
M M E C G F R E E D O M O T L M
T R I O G X T X C I P J X J E O
```

LORD	COMES	DELIVERANCE	BLESSING
PEOPLE	ARISE	STRIKE	ENEMIES
JOW	TEETH	WICKED	BREAK
LIBERATION	RELEASE	FREEDOM	ASCEND

Solution on page: 113

Proverbs 17:22

A joyful heart is good medicine, but a crushed spirit dries up the bones.

```
J U K B M Q B B O T U X O D J B
P J Q T R E A T M E N T V U T U
M Z B A M H E A R T W G F M D R
R Y O W O J O Y F U L B L X X B
D P N R S P I R I T X M E Q S O
R J E O R X D D P C X T R M O N
I J S M T E K U N B O J X M L P
E G Q X H P Z I E D V E I C U A
S R O S I L J T I F N U Y A T W
X Z U O Y M A T V I S P E N I T
P R L X D I N R C A A E E S O Q
C G X J V A P I X R Y H E W N K
R E M E D Y D R E C N R C E H V
P N L G K E Z H W S U F Z R X B
R L M S M E T S C C W R T W H D
A A F E J A Q X J Q I D R B U A
```

JOYFUL	HEART	GOOD	MEDICINE
CRUSHED	SPIRIT	DRIES	BONES
REMEDY	TREATMENT	THERAPY	CURE
SOLUTION	ANSWER	ANTIDOTE	ALLEVIATE

Solution on page: 113

Mark 11:24

Therefore I tell you, whatever you ask in prayer, believe that you have received it, and it will be yours.

```
H N K U R B E L I E V E E T U E
B P J X U D D A W A A S K E Q B
H Q J G R A T E F U L L Q X E P
T M Z T A C C O R D E D S A F M
U J E N Q U I R E D M R T M P S
T H E R E F O R E X E S Y I F Z
F J L J U R K T H V E M L N B E
H T A Z F Y N K E U G Y A E H M
A S I Q S A D T Q D M E Q G P K
V O I X R X A E E W V T K F H C
E S T G C H R D J A L Q X W F C
N E Q Y W S R P G V F P A D Y C
R T C A B A R E C E I V E D M D
R Z U Y W M V S E O B D C L P E
K P R A Y E R O S U E E X R X O
O C X R W V H X M C M H T L E I
```

THEREFORE	WHATEVER	ASK	PRAYER
BELIEVE	HAVE	RECEIVED	ENQUIRE
EXAMINE	REQUEST	GRANTED	AWARDED
CEDED	ACCORDED	GAVE	GRATEFUL

Solution on page: 113

Jeremiah 29:11

"For I know the plans I have for you," declares the LORD, "plans to prosper you and not to harm you, plans to give you hope and a future.

```
K V E B L U E P R I N T N P T B
X M I B C G F H R H G J I L O T
W L B Y U S U K N O W R X A C T
W S Y S F U O H O P E C U N P N
F U T U R E D N P P D W U S R T
M G W R Y M S E S Y W D E Q E D
Y C I H A V L O C G A G S Q P K
F O L V Z T R B N L N J H N A T
S N Y N E P E I G A A N N C R Z
K C G Q O M M G R Y G R Y W E T
Q E W A V O K R Y I I L E W W P
W I S D C A A O S F N G L S E B
C V Y P N O E E L H W Q U J C D
V E U A V T D C J Y O V G K D Y
D I N T E N D H A R M F S U B O
Q I N U G B I M O I W T H S K K
```

KNOW	PLANS	DECLARES	PROSPER
HARM	GIVE	HOPE	FUTURE
BLUEPRINT	STRATEGY	DESIGN	CONCEIVE
INTEND	ARRANGE	PREPARE	UPCOMING

Solution on page: 113

Titus 2:11-12

For the grace of God has appeared, bringing salvation for all people, training us to renounce ungodliness and worldly passions, and to live self-controlled, upright, and godly lives in the present age.

```
S E L F C O N T R O L L E D P W
W R E N O U N C E C K D P H Y J
N A N Y D H X X G R A C E C U I
U N G O D L I N E S S N O Z A F
A B V E X X S V N B I O P S G U
P Z U P R I G H T W A R L A M Y
P G T M W Y Q M N L H I E L B W
E O G A T R A I N I N G V V R G
A J P L X G O D L Y D N C A I Q
R P D C I N C T V T N E R T N J
E P R E S E N T Y Q F H B I G L
D F S W O R L D L Y Z V D O I O
L W O U B P E M L I V E S N N A
W D E H B V P A S S I O N S G S
Z Y Y U I B W I C J M E J H M T
M E O L W W C D D G U I A S H B
```

GRACE	APPEARED	BRINGING	SALVATION
PEOPLE	TRAINING	RENOUNCE	UNGODLINESS
WORLDLY	PASSIONS	LIVE	SELFCONTROLLED
UPRIGHT	GODLY	LIVES	PRESENT

Solution on page: 113

Psalm 23:4

Even though I walk through the valley of the shadow of death, I will fear no evil, for you are with me. Your rod and your staff, they comfort me.

```
P H G U D F E A R L E S S G F R
I V T Y B R A V E Z Q F H J V K
G A T S A F N T H R O U G H G D
Q L X R B Z V K U O G M N F K E
T L X F M Y S A S F N R H A H Q
V E B Q X S H A D O W O D T M A
J Y R C O M F O R T U D R H V P
I L C V J N E R V E B A V O J P
A P D T P Y O O Z H E U D U H T
G B G P J W W S Q F T I U G K F
E V I L O A C T K D E A T H N C
Z B C B R L S S T A F F B N L C
R E K O G K V E V E N N O P A Y
N K H C O U R A G E X C D R K C
J T X Q C A V B E F P B X O F F
I X Q N V B W S S U M P M P R H
```

EVEN	THOUGH	WALK	THROUGH
VALLEY	SHADOW	DEATH	FEAR
EVIL	STAFF	ROD	COMFORT
FEARLESS	COURAGE	BRAVE	NERVE

Solution on page: 114

Psalm 13:5-6

But I trust in your unfailing love; my heart rejoices in your salvation.
I will sing the LORD's praise, for he has been good to me.

```
S A L V A T I O N J T W H T I B
T C O N F I D E N C E X K R N Y
E R T N P S F W I L L P I U G X
U C P S H Z X Z B G K I V S O W
B H E B R P P Y K J I V Y T O T
B K W E H U N F A I L I N G D A
S T V U I R E W V Q N L W U G B
V O R E J O I C E S N U D F Z G
L U C C O N V I C T I O N W U R
H P R A I S E O H E A R T H B L
J D U V N G Q R S S E K J P E S
T G Z S I N G G P W P H B W E K
N W B E L I E F J I D G K P N Z
C M L D C F F A I T H N G W T S
E G Q W B Q O L H O P E O J Z X
I G N R N K A R Z G B O B P S M
```

TRUST	UNFAILING	LOVE	HEART
REJOICES	SALVATION	WILL	SING
PRAISE	BEEN	GOOD	FAITH
BELIEF	HOPE	CONVICTION	CONFIDENCE

Solution on page: 114

Psalm 117

O praise the LORD, all ye nations: praise Him all ye people. For great is His love toward us, and the faithfulness of the LORD endures forever.

```
W H G Z R I L T O W A R D K P J
A P N V S C C B A L S A U B E Y
D H F E F F L K E N S S J K R W
C H W T U A E U O E S D R J S E
N T M H N V N I R E P T Y H E M
V V H R I I T U N V N B H J V Z
X R E V T A D L S A L Z D X E O
W T R N N N U S T A Z P A P R K
E U O C E F E S Y X A E L E E E
S C D H H L N O P U R R W O A D
B G K T D O L G D B L S A P A C
D Y I N C E V I L J F I Y L Z R
Q A E G P R A I S E O S S E L I
F F O R E V E R F G W T B E N X
N R S O R I G Q W Z O Y I Y M R
K E D N G K G G A H W L M R U Y
```

PRAISE	NATIONS	PEOPLE	TOWARD
FAITHFULNESS	ENDURES	FOREVER	PERSIST
SURVIVE	PERSEVERE	CONTINUE	LOYAL
ALWAYS	ENDLESS	CONSTANT	ETERNAL

Solution on page: 114

Psalm 91:4

He will cover you with His feathers. He will shelter you with His wings. His faithful promises are your armor and protection.

```
R V C F A I T H F U L K J U G A
P O S B V S V F A B M Y O R D S
P L W O R F B F A R R B E E N R
L R E U S E E K A I Q T Z N F S
Z E O D A E A A X U L X P S B Z
H D O T G Y C X T E F Q R U F Y
I A M D E E M U H H T A O R E B
W R H A E C G S R S E G M E A O
O M T L Y R T W W E T R I E N A
X O I R E A M I N L D D S A F D
N R T V X I E N O N V D E G X Z
P H O F R V T G T N Z H S L P U
N C T F K H Q S Z O A T H E T M
R J N O U T X E N G A G E L O U
I O G U A R A N T E E K O A V B
C J R H R E P B L T Q S E H W Y
```

COVER	FEATHERS	SHELTER	WINGS
FAITHFUL	PROMISES	ARMOR	PROTECTION
EAGLE	OATH	PLEDGE	GUARANTEE
ENSURE	SECURE	ENGAGE	CONFRIM

Solution on page: 114

John 10:27-28

My sheep listen to my voice; I know them, and they follow me. I give them eternal life, and they shall never perish; no one will snatch them out of my hand.

```
G A E I Y V O C U S E B J M Y X
P Q N D H H U N P H T P Y E T J
P J M N X K V W J E E I C E Z F
C R L W E H A V G E R E L N P K
Z T J I C V Q Z G P N J E N E W
B H W T S H E U D Y A A R Z R K
A A A U I T A R L R L M G M I U
O N X G W H E R K G V D Y U S D
S D X O H H C N W G I V E F H X
K W N R P O R O R U V E K H L T
P K M E S O L N B Z E M J G W X
F M H Q T L B V I C A R S Y X M
J S L S O X U B I Z K R D T A T
Q Q A F V Q M O H J T V O T R X
I P H R N Q V L I F E R N D G F
J E W Y E T L V H Q J O G U Y L
```

SHEEP	LISTEN	VOICE	KNOW
FOLLOW	GIVE	ETERNAL	LIFE
NEVER	PERISH	SNATCH	HAND
SHEPHERD	PASTOR	VICAR	CLERGY

Solution on page: 114

Psalm 7:10

My shield is God Most High, who saves the upright in heart. God is a righteous judge, a God who displays His wrath every day.

```
K V I R T U O U S Q Q M N A M J
S G K O Q P Z X V L M A E Q O N
R A I U L J U D G E O G L D R Q
L X V I P F Y N X N S I L I A C
S S N E R R U C R D T S N S L S
U S Z R S H I E L D B T W P J X
O B E C X C H G V H F R Y L U E
J P Y K W R A T H D O A G A S Y
L J O H Z D Q N H T H T I Y T S
G O D I I Z B Q D S R E U S I F
T M V G F B J U H E A R T F C V
K Q B H R I G H T E O U S X E H
G R W E M R F Q X R H J E K K E
P R O T E C T S O O C G P W E J
T Y H X T F H V U A W L C E H B
Q B E N J R K O O B B Z K L H Y
```

SHIELD	GOD	MOST	HIGH
SAVES	UPRIGHT	HEART	RIGHTEOUS
JUDGE	DISPLAYS	WRATH	VIRTUOUS
MORAL	JUSTICE	MAGISTRATE	PROTECTS

Solution on page: 114

John 3:16

For God so loved the world, that He gave His one and only Son, that whoever believes in Him should not perish, but have eternal life.

```
U B B R L I Q F O A C C B C W R
S G B E T E R N A L L E V Q O L
Q A I H D B O S M F P C Z N Q T
L V K D B P E H U K L M B L O E
J E F G O D B L C E V H C I M U
R V L E J Q D V I T P Q D F T X
N U N D Y I N G A E I O S E R M
D U E T H H W M S D V G O K I H
V Z I G W H O E V E R E N I N W
J F O D Z L R B S P R D S Y I U
L S N A D U L V X P J M L N T K
E G E C Z P D A I T A N O D Y R
L S Z N P E R I S H O A R A F T
L O V E D B K H R Q S O A K U F
G K H E S H O U L D L I S H H Q
V F I K R L I V V F D P R A H F
```

GOD	LOVED	WORLD	GAVE
ONE	ONLY	SON	WHOEVER
BELIEVES	SHOULD	PERISH	ETERNAL
LIFE	LORD	TRINITY	UNDYING

Solution on page: 115

Psalm 16:1

Keep me safe, my God, for in you I take refuge.

```
F Q S T J U D E K S P D W B S P
J O I I R C V B N E A E Y G Y M
J H H F E U T A S S E F E G F L
B L R G O D I H S A D P E B G X
B S O E B D O A A N S L Z W R Q
G P R S R Z R R E C A Q V I E F
Z I V A U W E B W T F B S N A J
R C U H F Z F O N U E S H G T V
B G H O W Q U R A A T O E B N W
X E T T F R G K S R Y L L Y E P
N H L A M K E J Y Y C A T H S F
Y F F K T C F J L L Q C E O S L
K L F E Y C F C U L C E R L W U
B T I O B Z N K M S W A U Y Y G
C M P R O T E C T I O N A A W J
I L J H W Z V E S W O E O P V N
```

KEEP	SAFE	GOD	TAKE
REFUGE	SAFETY	SOLACE	SANCTUARY
ASYLUM	HARBOR	PROTECTION	SHELTER
WING	GREATNESS	HOLY	GUARDIAN

Solution on page: 115

Mark 14:22

While they were eating, Jesus took bread, and when he had given thanks, he broke it and gave it to his disciples, saying, "Take it; this is my body."

```
Z E E X J W U T Y C L I W T V P
I U T A G B R H R H D E H W H A
Y C H B I S E A W R Y U O G P K
A H L N V U P N F I B H N T A H
G A E Y E P T K Q S H I I E S D
A R C K N P A S A T T E A G S R
V I K Z F E V T X A Q D W D I H
E S C J T R Z P E Z Y A W I O W
R T Q B R O K E J L U Y C U N J
O O C O M M U N I O N H P W H J
R R S X X A L B B R E A D I C S
I P D N C V Y B O D Y L F N M P
R U K D A S A Y I N G J T E J F
W I M E S S I A H D I B O F Q W
K D I S C I P L E S J F Y Q N J
Y Q O G N W R D X B L A N T N V
```

EATING	BREAD	GIVEN	THANKS
BROKE	GAVE	DISCIPLES	SAYING
BODY	EUCHARIST	SUPPER	COMMUNION
PASSION	CHRIST	MESSIAH	WINE

Solution on page: 115

Hebrews 11:1-2

Now faith is confidence in what we hope for and assurance about what we do not see. This is what the ancients were commended for.

```
W  E  I  M  A  N  T  I  C  I  P  A  T  E  H  V
Z  X  Q  F  O  R  E  F  A  T  H  E  R  Q  G  E
P  P  B  D  C  O  M  M  E  N  D  E  D  F  Z  M
D  E  A  T  H  R  I  K  L  U  N  F  O  S  F  Q
P  C  P  N  C  I  N  S  I  G  H  T  J  E  A  U
R  T  C  A  C  O  W  I  S  D  O  M  P  E  I  O
O  D  X  M  B  I  N  Z  T  E  M  D  V  N  T  B
G  Z  P  G  J  O  E  F  A  C  U  M  E  N  H  I
E  F  U  S  V  N  U  N  I  C  D  F  E  M  Y  G
N  J  R  S  Q  K  U  T  T  D  R  K  K  T  Z  F
I  X  F  Y  J  Y  J  G  X  S  E  Y  Q  C  Z  O
T  H  O  P  E  D  F  X  J  Y  F  N  Y  O  P  O
O  U  U  E  W  P  S  M  C  O  C  V  C  D  Q  U
R  H  A  S  S  U  R  A  N  C  E  R  Y  E  Z  J
H  S  P  P  R  E  D  E  C  E  S  S  O  R  E  T
Z  M  U  I  L  S  V  D  Q  P  S  D  K  I  I  M
```

PREDECESSOR	CONFIDENCE	INSIGHT	ABOUT
PROGENITOR	COMMENDED	ACUMEN	FAITH
FOREFATHER	ASSURANCE	WISDOM	HOPE
ANTICIPATE	ANCIENTS	EXPECT	SEE

Solution on page: 115

John 4:34

"My food," said Jesus, "is to do the will of Him who sent me and to finish His work."

```
V O C A T I O N U O A U K M Q Y
Q M F O O D U Y N U P X C I O O
H W R L N C R Q D W N L F S R Z
H C E R F R P T E U O L I S W O
S E N T A Q P E R F U R N I I Z
G O W C H P L N T T R W A O L D
D O Z S Q L X T A J I B L N L H
W O R K I U Y E K L S Z I L P V
U L E F P O S R I O H F Z F O F
E T L U U E E P N T M M E I W C
F U Z F U P K R G B E A L N E Q
F W E O V J F I P W N E T I R K
C A L L I N G S B G T T I S G N
S O X S U S T E N A N C E H P B
N R C O N C L U D E W N A Q V Q
G X J O D S A G I K X D A L P Z
```

UNDERTAKING	WILLPOWER	FULFILL	CARRY
NOURISHMENT	CONCLUDE	MISSION	WORK
ENTERPRISE	FINALIZE	CALLING	SENT
SUSTENANCE	VOCATION	FINISH	FOOD

Solution on page: 115

Colossians 3:15

And let the peace of Christ rule in your hearts, to which indeed you were called in one body. And be thankful.

```
S B O D Y J M X O X V R Y T I A
C O P E A C E R W A N K O H I J
O R D T E W U K C U J N O L A Z
L V Y L G V T H A N K F U L B O
L P G D A L L O W W I L O M A B
E I N D E E D U C N J C A U P I
C N X R T F V G M A G D N T T A
T O N E R O O G R U L E C U I M
E W Z Z Q R G W N H Y L U A Z P
D U X H E A S E H L A W E L E K
H E A R T S Y Q T I N X L D D Y
X K F O K I D N P H C F Z K R C
H E Z C H R I S T U E H M J Y Z
K P Z Y Q O R A D Q Q R F L Q R
O W J A J B E U F U F N J E J O
F P B Q U F H P T O T H L G G X
```

ALLOW	PEACE	CHRIST	RULE
HEARTS	WHICH	INDEED	CALLED
ONE	BODY	THANKFUL	TOGETHER
MUTUAL	JOINTLY	COLLECTED	BAPTIZED

Solution on page: 115

Psalm 16:11

You make known to me the path of life; you will fill me with joy in your presence, with eternal pleasures at your right hand.

```
L Y H G Y A A T R A C K T S K X
Y J R Y W N U U R L K L B N Z Q
K N O W N A L V M I Q J Q V H A
E E N L B R H A N D G B L S R C
D I R E C T I O N U A H B P O B
D J Y J P R E S E N C E T L U W
O V W A Y J S L I F E H W E T Y
S F O L L O W L F F S Z C A E S
H V M O T A U R D I T S Y S J H
K C A K C O U R S E L X M U V I
B N K L O T T L N R K L B R H M
H F E W Q I D S S J B B A E K X
V V E T E R N A L M I P A S N C
B U P V P A T H Y I N M S A R S
R A Z D U L M B B C I N J H T O
E I C O O O U F D E W C B I C G
```

MAKE	KNOWN	PATH	LIFE
FILL	PRESENCE	ETERNAL	PLEASURES
RIGHT	HAND	TRACK	ROUTE
DIRECTION	COURSE	FOLLOW	WAY

Solution on page: 116

Psalm 36:8-9

They feast on the abundance of your house; you give them drink from your river of delights. For with You is the fountain of life; in Your light we see light.

```
G H O L I D A Y R F A S C I M F
C L G C T K V R A E E J W F A W
R M H O U S E R N A F D L C C V
T H E X R U T I S S X E A Y H G
S Z A O Y K A E G T L L J W F U
S G B X N T M Y Y A M I J O E C
S P S I N S I G H T L G L B S A
L U R U U H C L L A I H N A T T
I D O E B O W Y T W F T F N I O
G F B A A A Z I W R E S Z Q V A
H G L Q G D J K S D R H Y U A T
T G P L E N T Y J L S B S E L D
Y E W W L O Z L A V I S H T Y P
I P J A B U N D A N C E X C W R
C F V W R I V E R D F V U D U Z
N D D B Z Y T K A J E D R B N X
```

FOUNTAIN	LIFE	SIGHT	LIGHT
FEAST	ABUNDANCE	HOUSE	DRINK
RIVER	DELIGHTS	BANQUET	SPREAD
FESTIVAL	HOLIDAY	PLENTY	LAVISH

Solution on page: 116

Luke 18:27

Jesus replied, "What is impossible with man is possible with God."

```
U T I M P O S S I B L E O D E S
P N A O W E U M J R U I M H E E
R O Y L E I M C E E N N N H T O
E I W I M E U O K D S V I J B F
L N Z E E I D Q W U T I P X G Y
E E R L R L G J D B O N O R P T
N V Q W V F D H R F P C T E O P
T I A D J K U I T S P I E P S K
L T O P Q R D L N Y A B N L S I
E A Z Z A I V P X G B L T Y I B
S B L I V E W I R E L E O X B D
S L B Q G K N H M M E O S M L M
D E A C H I E V E R X G J D E C
L R S F I N E X O R A B L E J Z
S F F A N Y T H I N G U V M B N
X R W Z B N G X K Q M B B I N Y
```

UNSTOPPABLE	INEXORABLE	LIVEWIRE	ANYTHING
UNYIELDING	OMNIPOTENT	ACHIEVER	POSSIBLE
INEVITABLE	INVINCIBLE	POWERFUL	REPLY
RELENTLESS	IMPOSSIBLE	ALMIGHTY	DOER

Solution on page: 116

Psalm 121:7

The LORD will keep you from all harm—he will watch over your life; the LORD will watch over your coming and going both now and forevermore.

```
O G O I N G H U Y U A N W N V M
H J F O R E V E R M O R E T K Z
O F B Y N L F H W A G U N V C P
J V B R X I U P R O T E C T A U
M A E X E F N L H S R M W B R F
V W W R K E Y J D A R G H C E N
W I G I S P Z L P A N C I U T X
A L C I D I E D H I T J W S A X
R L K S I N O S M A E F R T K E
D A N P I G N O W R P H M O E A
E L Y T J L C L U H W G X D R T
N U N N T B V C U T W A M I L J
N E N B J P E N I V X X E A F N
S A S K E S D L U J W O Y N F O
F Z V E N B W X X I K K Z C Y X
I Z K M V P P D C O J O V N I M
```

WILL	KEEP	HARM	WATCH
OVER	LIFE	COMING	GOING
FOREVERMORE	PROTECT	SECURE	GODPARENT
WARDEN	SENTINEL	CARETAKER	CUSTODIAN

Solution on page: 116

Psalm 19:1

The heavens declare the glory of God; the skies proclaim the work of His hands.

```
W X B D D E S I G N E R I Q B F
R R V T H N S O U R C E S N A X
X P C I N T C G L O R Y F C A M
M M C M L P C M C Y T O D G W G
A Y A A Q B X S J C M U R S J E
K T N J K T T O E I D O D K N R
E D Q I V E S T A G T D D I F W
R M D H D Y I L Q A F E E E H Q
S A W P Q H C B E K U C C S A Z
P D U F C O G R M Y R L R N R
A E B R R E C O I I J E A W D D
J R A P L P W G E B D E R M S Q
X H E A V E N S T W N K E Z O P
L P P R O D U C E R I K M F V B
M C G Z W E O R I G I N D V A H
K M P J M D F O T Z Z B P D A S
```

HEAVENS	DECLARE	GLORY	SKIES
PROCLAIM	WORK	HANDS	MAKER
CREATOR	PRODUCER	ARCHITECT	DECREE
MADE	ORIGIN	DESIGNER	SOURCE

Solution on page: 116

Psalm 16:8

I keep my eyes always on the LORD. With Him at my right hand, I will not be shaken.

```
J G E A E A N M W J J O F Y Z Q
C J J A T T E N T I O N Y E I Y
A F W O C W A L W A Y S K F S R
I O G H A N D E V O T I O N V G
D O C T S A J N A Y L O R D I M
N S B F U M Y F O J F T R S S Z
X S N Q T V A B M K F D B A I U
M O T I V A T I O N M D J V O R
E Y E S I C S H A K E N O W N N
M Q A A E M T C G L B D Z Q R O
U M K K A F E M P H A S I S I G
M S A E Y A F N T N E L S Y G V
C X R W E N J O V E C L X C H A
F D R Y N P N A R W I L L K T A
F K Z P X F O C U S F F B O K R
B G C F M B I P X B W R U L T K
```

KEEP	EYES	ALWAYS	LORD
RIGHT	HAND	WILL	SHAKEN
FOCUS	EMPHASIS	ATTENTION	MOTIVATION
EFFOR	VISION	DREAM	DEVOTION

Solution on page: 116

Matthew 22:37

Jesus replied: "Love the LORD your God with all your heart and with all your soul and with all your mind."

```
U V M A U A F F E C T I O N E Z
B F L J P G N I N S E J B S A J
R R S F Z A H Y S Z S M X E P C
E I S Q E U S E M O T I O N E H
P E B U N E N S A D O R E T I B
L N S D Y D L B I R D Z A I D A
I D V I N Y Y I S O T V S M M A
E S K O V M O S N Z N X J E E L
D H F Y B Y U I Q G P I R N O B
Q I L S M K R A P A E E L T Z W
E P B M I H N L T B D U N E Y L
I A O E N O A K O N H Y L C H R
F U O L D U L E E V L F N Q Y U
D E P T H U P T E C E V F X E B
V B G M O R R S W S K S Z G W O
C D F S Z R Y M H F O U M C H D
```

REPLIED	LOVE	HEART	SOUL
YOUR	MIND	AFFECTION	ADORE
FONDNESS	PASSION	FEELING	TENDER
FRIENDSHIP	SENTIMENT	EMOTION	DEPTH

Solution on page: 117

2 Peter 3:9

The LORD is not slow to fulfill His promise as some count slowness, but is patient toward you, not wishing that any should perish, but that all should reach repentance.

```
P Q Z S V B Y R E A C H I F M V
U W Q L G X K U W P O H R M X N
R A Z O J Z I D R L U V E G G X
W X S W V G X E L K N F P C C V
M O T N Y W T L Z G T U E X V L
A C S E V E I D T I F L N B T W
N P H S P P D S C G T F T B O O
X X O S X G R Y H N M I A R W R
T F U L J Z R O E I Y L N E A K
H N L S O R P I M F N L C M R G
L A D T O G T C A I V G E O D F
T M K S N A I Z P S S M P R Q R
Z J N X P I L Z Q O P E O S N G
P J A T O N E P E Y Z I W E L Q
G Z P E R I S H J Y C K X R A W
Y L R L M D A P O Y L U P N W G
```

FULFILL	PROMISE	COUNT	SLOWNESS
PATIENT	TOWARD	WISHING	SHOULD
PERISH	REACH	REPENTANCE	PETER
APOLOGIZE	ATONE	SORRY	REMORSE

Solution on page: 117

Isaiah 41:10

So do not fear, for I am with you; do not be dismayed, for I am your God. I will strengthen you and help you; I will uphold you with my righteous right hand.

```
S  S  C  U  F  A  C  I  L  I  T  A  T  E  L  V
T  Y  S  L  N  G  H  R  I  H  G  I  S  Y  B  Z
O  U  T  D  H  D  X  J  E  S  E  F  T  L  K  P
U  P  R  E  I  D  A  Y  H  S  A  L  P  T  N  U
T  H  E  B  V  S  S  U  U  S  O  I  P  I  B  J
H  O  N  D  F  E  M  O  N  T  V  S  A  S  R  C
E  L  G  W  C  S  P  A  H  T  J  K  S  H  I  J
A  D  T  E  P  S  U  G  Y  O  E  E  N  C  G  S
R  E  H  Z  E  E  I  S  X  E  L  D  T  J  H  X
T  P  E  D  P  R  H  U  T  R  D  C  A  K  T  Z
E  X  N  T  B  T  C  E  A  A  E  U  N  O  E  O
D  K  E  B  R  A  V  E  Z  D  I  A  L  V  O  K
C  B  D  C  I  F  F  X  N  H  M  N  V  K  U  C
A  U  S  A  R  R  A  A  A  D  F  G  O  Z  S  P
V  A  O  G  G  Y  H  Z  J  K  R  O  M  Z  M  H
H  N  W  O  G  S  L  S  X  Y  Q  U  G  E  E  J
```

FEARLESS	DISMAYED	STRENGTHEN	HELP
UPHOLD	RIGHTEOUS	RIGHT	HAND
ISAIAH	SUSTAIN	ESPOUSE	UNDAUNTED
STOUTHEARTED	BRAVE	ABET	FACILITATE

Solution on page: 117

Genesis 1:27

So God created man in His own image, in the image of God He created him; male and female he created them.

```
G G A R D E N J P B J R Y P K K
N K N I H A U F K E M N E X E E
A G G V L U W D X L P U F G V G
U W U A A N M E D B P D E E E Q
P O Z N W D A A K S P K M N Q E
Y M I O W S A P N J N U A E D C
S A E E U X T M P I V M L S X F
O N B F L T M G X L T M E I L N
S M A N A T G O D I E Y G S O C
H Z O E E D O M I N I O N D S B
M T L T Y D J Q Q W N J E G A Y
L A H Y N B E A I F O T A D L F
M O X H S T W N F J A D O F B O
I V G J B G P A R E L I L I G U
T S I M A G E H R L M L H U C S
X C Z O B P I C U X U O W B H K
```

GOD	CREATED	OWN	IMAGE
MALE	FEMALE	GENESIS	ADAM
EVE	GARDEN	APPLE	MAN
WOMAN	HUMANITY	DOMINION	EDEN

Solution on page: 117

Romans 15:13

May the God of hope fill you with all joy and peace in believing, so that by the power of the Holy Spirit you may abound in hope.

```
Y X W P P O D W B H J Q L J Y C
W I S H M R N R P M O T A U D U
F I L L L O O L E O Y G J F T G
L Q C P R M A M C A N U N X A A
B Z P E K O M R I I M O P S B Q
X P P E G D I F V S I R W T O A
B O Y S A U C E J T E B I Z U P
T W H C O C I S A F T R N M N F
S E O U O L E R M C I Y U B D A
P R L V E U I D E P H S F X R X
D J Y B E P R P S I O Q X V I O
O T Q K S P X A N U P K K J O K
I S B A F E C V G B E Y M F K Y
M T Y G W J H U Q E P H Y E Q D
Q J E K P C F Y R J G J S Q N V
O M X X R D H B Z S W M K P T N
```

HOPE	FILL	JOY	PEACE
BELIEVING	POWER	HOLY	SPIRIT
ABOUND	ASPIRATION	DREAM	WISH
GOAL	EXPECT	COURAGE	PROMISE

Solution on page: 117

Love the LORD your God with all your heart and with all your soul and with all your mind and with all your strength.

```
O Z I L G E N U F L E C T D U Q
R S E D K L R H M I S S X E D T
E E A X N Y T Q E Z D H O D B R
N U C C I R Y W J A T A S I Z T
T L H T R L S G V G R Y U C B S
I X O T M I N D N L D T R A E N
R U S T Q A F E W W F W R T I H
E Z B L N E R I G E K E E E N X
X S E O T T P T C B N T N T G X
F P N V S T T T E E T V D V Y X
D R D E N A W Z Y P D T E H G V
U D E V O T I O N N P A R X Z R
P R O S T R A T E U W S I G A B
G L Z B M N A P H T S O U L J A
G V T S I M S U T R B O W U A S
E D X T V D V H G L W L N N O L
```

LOVE	HEART	SOUL	MIND
STRENGTH	ENTIRE	BEING	DEVOTION
SACRIFICE	SPEND	SURRENDER	DEDICATE
BEND	GENUFLECT	BOW	PROSTRATE

Solution on page: 117

Psalm 126:3

The LORD has done great things for us, and we are filled with joy.

```
B J L A B O U N T Y B E T K S O
E P K F I L L E D U Y W H L P T
N S I D Y W W T L E C C I C R W
E U N G O N M B R T D Z N O E W
V Y D X G S A E L Y C E G M S K
O G N G I U G B D I N X S P E M
L O E L F A N P Y O S V D A N J
E O S X T L A N D P J S P S T Q
N D S J S T N G S A O J X S X R
C W H L X R I F R H W W H I E E
E I O P X U M B S E L J W O W B
X L J S B I I T C V A O A N N Y
Z L W S N S T M H D T T F Z O N
Q Z C D H M Y L F S R L C K Y H
O F F E R I N G E C R O E V H S
V F Z M X B B B E E U C P Y W B
```

MAGNANIMITY	ALTRUISM	BOUNTY	BLISS
BENEVOLENCE	KINDNESS	BESTOW	GIFTS
COMPASSION	OFFERING	FILLED	GREAT
GOODWILL	PRESENT	THINGS	DONE

Solution on page: 118

Luke 6:37

Do not judge, and you will not be judged. Do not condemn, and you will not be condemned. Forgive, and you will be forgiven.

```
P I W L S U P P O R T I V E Y Y
M G O D S E N D F I W I L L V R
C F U L Y P B X W N U P U U L J
T U N D E R S T A N D I N G M L
Q C T U G M D G O S P E L N C T
O A Q G T E H N Q W H K M B O S
E A K W S U A J U D G E V G N I
P L H U N C R I T I C A L W D W
U C C F O R G I V I N G X J E R
G X M I D E N T I F Y J E D M K
E K C H A R I T A B L E W L N Z
G V U N D E M A N D I N G O B S
L H M M E R C Y W N H Y B Z W B
S B C G R A C C E P T I N G T W
P G N Y K S F O R G I V E N Q P
Q L R L O T B V O W D N J S U G
```

UNDERSTANDING	CHARITABLE	FORGIVEN	EXCUSE
UNDEMANDING	ACCEPTING	GODSEND	MERCY
SUPPORTIVE	FORGIVING	CONDEMN	JUDGE
UNCRITICAL	IDENTIFY	GOSPEL	WILL

Solution on page: 118

Romans 8:28

And we know that in all things God works for the good of those who love Him, who have been called according to His purpose.

```
O F L W T N G O O D N E S S J V
W K A P H C A L L E D H W O M K
I D A C I A P T I T U D E L Q H
J K C A N L O V E M Q J O Q E G
O N C T G E Q Z C O N H J N A X
B O O E S L A M W R Z H M Y R I
J W R I N C L I N A T I O N N H
E L D H H N S I A L J F Y E E A
C E I B W X P W I I Y U S L S E
T D N R B C C W M T T O Q G T Q
I G G V I O L U O Y P L W X H V
V E C T J M E S F R I A U R I V
E V W O R T H Y U E K Z K Y M H
H T A R G E T P S A P S G N B Z
O B E H X E T H O S E B N I L X
F V S Y W A G H R F W C R X O A
```

INCLINATION	MORALITY	PURPOSE	THINGS
OBJECTIVE	GOODNESS	WORTHY	THOSE
ACCORDING	APTITUDE	TARGET	WORKS
KNOWLEDGE	EARNEST	CALLED	LOVE

Solution on page: 118

Psalm 9:1

I will give thanks to you, LORD, with all my heart; I will tell of all your wonderful deeds.

```
L H E A R T L O R D T G F J Q S
X S D X R S C Q D E E D S U J H
D M Q Z Z S I W I L L P Q X O F
L V S D X X N K F D T E L L F W
P Y W O N D E R F U L J O Z H X
A C O M M U N I C A T E L H S M
Y O U R M I S S I O N Q K O I X
W I M A N N E R S B P A S K G U
V W X F E R F M V I K H W H I T
V I F L Q N G R A T E F U L V I
Y L T H A N K S G I V I N G E H
I L P Z E P R X H O X F V Y G G
E S A P K E K B R Q Z K O N K K
S B C N A C T I O N S I D X J P
N Q G Y H T H A N K S V U L R O
M D Q A Y J M F W O E X L Z O A
```

THANKSGIVING	MISSION	DEEDS	WILL
COMMUNICATE	MANNERS	HEART	LORD
WONDERFUL	ACTIONS	YOUR	GIVE
GRATEFUL	THANKS	TELL	WILL

Solution on page: 118

Psalm 134:2-3

```
G J U D B G G F R E F U G E Z A
F W F I M M U N I T Y U L N V Y
X O E E H W S D D V T U E D L T
W R E A A U R S H S G V H S I D
P S C O R O L P V R A X A N Y W
P H F K L T L W E E Z H N N Q K
Z I S D J T H C H X K D D C G F
T P D K K J U C H G Y E S T R D
P S A L M D A O A M R V N U R C Q
C Q T M O U B M I Q B O K A Y O
I F G R T W Q M L V L T Y Y R N E
J W P X N M H E Q E E I C Y E
X G M J N U L N E R S O H U O X
L F P S R P A D M A S N U V Z N
H H P S Z I O N M A K E R L V
V L B A K G P K S Y S U G M F A
```

Psalm 27:1

```
F O K N I S I C R E D E E M B R
A P E R N I L G L V F J D R O
H T H D U N O I B E D C G H W I S
U E I Q V N J F C O R Y N T S G R B
E M S A A F G E F X K I J U F H I
Z I H L F S A L V A T I O N T L I
Z S A I R Q I E H M I W T D L U
F T L A A T F V P L B C Y E I I M
V I L N I J W E J L N G D L G H C
S C H T D P P W N Q P X L I H T V
H I L L U M I N A T E P K E O E
P R G U I D E J F F E A R R B X
R B B C H E E R D V Y V A S J
U D O Y U L M K G R I P Z A J S
W U N W W E P M R R T Q M V G S
```

Matthew 11:28-29

```
M V J D R P K G E N T L E N E P
C X B R X E J E H E V K I K X Q
X U N U I F S Z C R V L P Y F A
S E G M R H G T H E T C T K E U
T M F R T D S K M E W U T M T Q
I Y I R O H E O B R Y B B K D B
L Y H U E N C N M R W S T P A C
L M G Z W P S O E G H F Q E G Y
N E I Z S Y O P T D O N U A K Z
E L V O Y K S Q S R W Y C H E K
S L E U U D Q K E A S E L E R O
S O U I E L Z A E E Y S A R F D
R W Z P I E S M K L F Z I R Y W
F V P T I O W O F Q S R Y A L K Z
E R Y O Y H U M B L E K Z V A I
O U W P B S H V M L X B T D D R
```

Isaiah 40:31

```
C T I R E L E S S L Y B A B K F
G P W I V H N E F W S L A O G N
B P E T R U O N Q A B S I E H Q
W K A C R X W A L K W T F V O F
G G R E N E R G Y C Y R X I G P
L R Y E A G L E S F O E G G A S
G O X G P W I N G S L N Y Y O C J
F W K L K X V I T A L G Y Y R L S
J R P C M D I B V E F T W O I C
I E Q Z J J M S P M M H S U P T
D N S F Y C X O K C L G A S B T
C E N W N S H A B C L L I M U C
I W O Q M P Z R W Z S A N N C E
T A M Q V Q W U B W I Y T G P V
L O R D W V L X F Z T W C V G Q
C H T P V Q Z G O C Z D S O L R
```

Philippians 4:12-13

```
C T F T F E D S G I T Q N Z V Y
O H R Y G L I V I N G O V W K Z M
N T R O R I E U A S Z N U V S Q S E
T O X R V A Z L T Z X G X U K E F
E U J E R Q L R E T H Y O A C T
N G F S N S K E M T E M N S R O
T H P W E L U N B A N O D R E T H
U F D L D Z C G A R I L I J T H
I H K B E U Z T O T I S Y T E F
W O D F V N N H A U A R L G H Y
X K N G P A T U B H G T W T V F
B M R M W S T Y Q N W G P V O V
Y A S N M I E I U Q R Q J V B M
N E E D S B X H U R B O R J E B
F O O D L B O B N C H E I F P O
W U B Y D N D Y P H O K V L F H
```

Psalm 34:5

```
D U S C Y R M S U N N Y N W H
A Y W X V E Q T H L U A D E Y G
Z B X S Z S J P P A X J G V U H
Z U V V Q P G Y R A L N W E L I
L P C G B L A O T I I L P R A D
E H H N A E F L R N D Y F M F S O H
S P A L S N W L I T S E Z M C A H
O P Q H A D W H S B J C K G U T
O F A E A S M K B K T N L O A
O V E A M N U V W O P H O O S H
F Q W L T Y H O G V E D W I U N
C H Q T D Q L L I H M I F I U N
U Y C H T H O S E A A R H N E
D X F Y L K R A D I A N T G L A
O H F R B R I L L I A N T U Q F
Z Q X I W G Z M E C Z H F V N H
```

James 1:12

```
H U N D E R O I T T B S L C U R
H Z S K V F D K E E S E Q O H M
R W P R O M I S E D C P W R O K X
F R M N P M D X B C A U S T R S Q L
Y E U C H Z U G W T A D S N M G
Q C Z O R L N H I A S S M A X F
M E N B U I H P L T E H F T Z P
Z I X W V V T C L R W C B I E C
S V X A Y D S S E E G R L O A I S
S K E H H L L O V E Y Q R O E N D S
T A X A R J E V N I C W S J O L Y
E Q I N J S T E U K E N S O N U E
S R X J R S T O O D Z N E N U F E
T F P E R S O N A P E D U E
L Y P S G J Q G H J H P F Y K S
G E R K I C W K G X D V D C C C
```

John 13:34-35

```
J M W B C O M M I T M E N T U M
S H L N G A N O T H E R X J S X
M U Y L E A R N E R K P T B U W
R U F J J A P Q C T U N E W E E
W M S M R I J W N V E P J Z B F
T A N T F H V E R R F F V D D P
U G I V E S D A E P V U N Q I Z
D S N M B U L H E U Y A H R S Y
E Q F Z T O D V P N M A N A C A T
E V I O S H A O K W M E S H Q I P
O S F C N L G Y O O N W U R P B S
T C S J E J I C M W L D E U L S
E J E V E R Y O N E H C B K E W
E G O L D E N P A G T Q O G S X
T F A I T H F U L E X T O M S V
Z M A E D D C I J M A X H J O K
```

1 Corinthians 13:4

```
F R I E N D S H I P S X O C G F
C Y A K D H U G L D N C O O Y H
A P R I P M Y N T B U V M M U P
C H Z N X A A D B O P U A T P I
O H J D X E T T G A T P T R I P K
U A A Q B Z Q I E S I A Y N N F
P F P P X Y T Y E T A M I O E E
L L H X S O Z B J N L S M O N U
E M A R R I A G E I T P O N G S
Y K R B R D P R O U D S O N U F
L O V E E Y J P O N P U Y U S
Q F G C O N J U G A L S J Y M Q
T S X W J R V P G U E E R G H Q
D G N V C A K Y D S P L A N J G
S G B G B P R V A Q W D X H A J
I D G B A Q W S V S U D L G N O
```

Luke 2:14

```
E A H J P G Q R B Y E B M K R Q
T G R E Z D X D N O F P E Q U U
S A G L A I A S S E M B L Y W Z
Y T J U G V C X N O O S M E W G
K H Q R Y O E F A V O R B X X F
S E S U Q Q F N B R H P U U O L
Q R E E X S C G O M E E V T C T
G I T H R P A R I S H S I H I V
O N K E Y V G L O R Y T Q C V
D G K A L C I K Y F D P F S H O
H I G H E S T C P P E A C E O F
F K W G V O H L E B C E O I S U
H X D C Y T N W O R S H I P E W
C O N G R E G A T I O N Q Q N U
D F U A M F V S Y M C K S T N X
J P E F H B H Y T O K E G I F U
```

Matthew 5:9

```
N D I P L O M A T J G F D C G Z
C T M Z J G M N D C H P H A C S X
K R B Z T H A H H O T F P L A X
T A L Q P O P Y C M N S K L A R E S
M N E T R A E O H M P S T O E B I S
E Q U I E S V N P A C N R O D I T W J
D I E E G E P G E E O I L J V S A T
A L D O D O T E A M B R I H E U L O R
A T G C P T I A E K S R U N E T F R J
T E O V Z I A T E S M U S P L I F Q H
E S Z Y T A L E L L B P S S L I Y N Z
V H J C T A T G R W H U R C K F Q H
N A F P E J S C A L M A B Y N Z
S E R E N I T Y S N N E P V C U
X A W N X H U X C S A U I M B U
```

Romans 12:9-10

```
Y X D E V O U T N E S S A T N E
A T Z H J G Z H M U G T Y P U N
Z P I E T Y F X T A O H O R L A
K F U L O Y A L T Y O L U Q M N
X E R M U C I R Y P D Z R G N J
V R V S C V R P K N E W S M M K
D V N C E O B N C N E V S E E Q Z
H O L D H I X V I Q O Z L C C H
V R U B G P R U O Z T C U K Y J
O Q A Y V T N P O S Z E O F X
Y V T K Z E P B A A E Z S O K B
C W X W G N P F O J A Z V H M M
D E V O T I O N U F L D B O E N S
A N O T H E R F R I M Q M R O S
O L O V E Z B H N R O W H B P E
E V R W X Z I A O W V U U Q M E
```

-103-

Leviticus 19:15

```
G P A R T I A L I T Y J U O K Y
O B J E C T I V E J S Z O Q K G
B K J I R E P P O O R J B V V O
G T T V G P R A T I O N A L A P
A V S M J U D G E Y E L R G M
F A I R L Y K U Q M N H A E C V
Z I M P A R T I A L R O N A U W
R H J U S T I C E O T N C S U M
L P Z G X X Z I B R V E E O S H
K X F R L U F H E K F S D N L U
D Q W E T Y G V D L T T W A N Q
P R F A N I R G O A H O X B R E
N E W T E E S L J L H A G L N B
B R K N P G B F D S F E M E C M
F A V O R I T I S M Q U G F Y Y
D P H V E C H W Z L P E A I J D
```

Deuteronomy 31:6

```
M N C N B T E R R I F I E D E M
X H T U P K E E P S S H T B N L
C X T H L R X H C T O U Y F C U
O B P T N E V E R R D V H O I Z
U I S P O N S O R O D Q B R S P
R X A E P S R S S N C T E S U Z
A B A C K I N G Q G K O C A K G
G Z L S I O R K J N Q O A K G U
E R W S U E A F R A I D U E E S
O F A H H P L W T O E I S L E S
U Y M T N A P O U H O U E E S G
S Y R G L U H O R G H A X A G D
W U L L U V B R D F F D V X C
F Z Y Y Y E Z Q Q T J E A E S X
P V E N D O R S E P Y A V B L O
T G H H A Z G Q O E F W H K O A
```

Psalm 4:7-8

```
H P W J W G A B S I E R D C I X
E B T O S C W R B A V J S F J W
A J X Y O E A O N O O F H K K L A
R D P O C U G E E A N U E F N W I
T A F U U W D O D L G N T E V Z
D B M U S R I Z R N W O P T Y L J
K O U A M I N L I O V E N T Y T N
M N E Q Y R P E A C E C L X G T
Y S N Y X X M I R E J Y G Q I M
L W H M O N Y D O K H P I G L P
S E X I L I S L E E P Q L K L
E H A T X E M N E W N E S S Q
D I V D O W N B S D Z X J G D X
S K U E I L B K V M F F T J R R
```

Psalm 24:1-2

```
U E R M E V E R Y T H I N G I Y
N U U B C R E A T I O N G N X N
I O R I G I N A T E T K V Q O Q
V E S T A B L I S H E D J X X N
E A V T S E A S G K K H B Q K K
R U W S W A T E R S S D B F W H
S O E F Q B I N I T I A T E O L
E E A R T H E G D R T F T X R X
T A G I L T E F O U N D E D L U
X M U Q G I S E Q F C K E I D H
P Y N J I O V L L S K I E S A W
N H P P O N K I A O X B W N U Z
T Y Y O C E A N N N V P O M C R
P J B K W T K C S G D N Q Z C N
H H T V F F A N I M A L S O R D
U P D R W C K T O L W T T T R L
```

Matthew 6:33

```
S E E K G E J G O Y Z W N N B X
J R W R D M C H A S E O U E O D
E I R E E E B F R J I V V Q Q X
Y G E P L A G D I D E I Y O T B
P H Q U M L L I I R E M Y B O Q
A T U R E T P M V C S N X T Q K
U E S H U N T E E L T M A O T
E O S U U B X R D L N K M I V R
D U T E D D V T F O I J N F A
G S S Z B V A G H H G N U E L
J N D T H E S E I E S G R Y P X
K E Y L V K A R N I D S R W K
Q S M A U F A P G M V O S V Y A
N S S P N D W O S T K M U E T C
K I F R S E A R C H W E E O F Y
P O Y H H O C T I A C D W W P E
```

1 Peter 5:6-7

```
H T I M E G V Q H I G H U S M S
X Y Q Z I N O G R A N D M D Y C
E L E V A T E U W L Q A O B W W
K S A T H E R E F O R E H D U G
M O N U M E N T A L E R S T N A
A F X S P I C K L L G D G E A S
G U I C F M O L B I N L J B S S
X V E I Q K I M C N F E D N S U
X N T B Q D U G N I L T V U U M
J C Y O Z H U K H R J Q T F M Q
G A B Q L I M V U T C U E T I O
I R H B E C A U S E Y A N A N D
A E L R S E C H D I W O S B G
F S Z E P K B N E Q I L N T X K
Y O U R S E L V E S G X N G A C
L E J M P Y W Y F I W M E H M I
```

Psalm 25:1

```
C X L D S S T U A F Y Q U H A Y
P O I E H R E L Y J A F W J C O
U D N Q V T H E S Q N R C G S O
R P L F F B F J Y X Q V O K U E
S H O L I H E T X J V D N B E R
U G H I T D N L W M E R V G E L
A S R I S I E E I D H E I S N S
D S A U A E V N E E C C C M E S
E F M T P E X R C N F J T N O S
M C R Q I P C G A E E O I O B I
H E D L O R D R C T H J O B I J
C V E C O G U D S A T E N L M N
O B I F E S I U H W G S V E Y S
C K K F S H R Y S N V B G L S W
Y R A A I T V B W V V R R X U W
U S D S C N J A I F J R A D J I
```

Psalm 37:3-4

```
D E H J W D J T Y X P K H T V S
A V N T X J D S O A S P J K V Q
P W V J M Y S O U Y W P F M V O
E Y L N O O E J R T S U S U N A
M H R J D Y R D S R C V C P G I
E X L O S T D A E U T U M R M E
H N O Z N P E E L S G X E I A D
E G P R M R L L F T I R W G A J
A Z L W Z A I R A L U R H H A P
R J O M A I G N P T O C E T D F
T I N R A R H K S W V H C S W L
S V E T M E T A Q D V O B D O Z
U E R H A N P H D F H J R P X A
L T D N H V A F B O L I B D X D
T V D N H V A F B O L I B D X D
F E U G M L C K Q U J E J B V T
```

Psalm 6:8-9

```
M S U P N S Z S H W C N Y T K B
H E M G F U L J C E O J T A L P
D F E K E O G A R E M L F G V C
M O R T B A W A Y P P A D P N R X
E R C Y T E P F B R H I A C C H X Q
R G I M I F C P H N S U U C Z H
C Y T O Y J E O A C I M K W C O
G E V I L A M R N O L S C R Z
F N C M T E E E D A N E R S Y U
H E A R D W N P C V V G T X W F
G W T D S B C B I I B P F H T X
T W Q N V R Y T E W E A O K C X
P R A Y E R Y C I C O T J E C R
L G N K J M E K C V X V K C C X
I U Q U H R T A F M F U G M Z Q
```

Psalm 23:1-3

```
V K G F E S H E P H E R D B R U
M G X B E S I D E Z R R E K U W
S R L T X Q J W W M V E W B C J
C E B M P B U M A L D S A C R L
S E W A G N P Q U V I T T Z A M
G N I D H N L Z K N Z O E K M H
E S H A L L I W S S Z R R B M C
D B H M F N T E N S U E S C A V
L V S O U L K W E B C S M C R S O
I E A M A A O R O Z W K C O S O
L A A L M D U K H Q S A M Z H Q
A I B D S T E E R W M S N Y A I
S V E L S S T I L L Q Z Y T L Z
J W D A A A B L H K O T Z J U B
U J P O B X H F Q B Q B G O I D
S H R V R K G K Y X A U X D O V
```

Psalm 119:105-106

```
A Z V W Q U F Q S W E A R S S P
P L E D G E H Q C D D W S C G U
K O T U H T Q W Z H O G H O W W
P G Q T A U A C A L R Z C N O B
N M A O Q X V Q L X U X O F U S
K P R X T R D O M T G F M I H Y
B P M T Z R F E Q T U L M M H B
J A S J O Z S P A H L A M E B
J Q Q W M I R E Q U A L A N E A
C C L A M P U O R M T S D D L Q
R V L O N U G B F G I E M V I H
X A R P W D D E E I O V E J G L
N P I D E C R E E T N P N C H T
C W J A J P D F F E E T T X T H
R I G H T E O U S G V K Y B A N
U E B H Y C T W T W G E D D O F
```

Matthew 7:7

```
A P P R O A C H A B L E L O F P
V C P Y R I C I E N I G E W C C
I H F K O K J G L P J V A N S H
R A M R E P L A Y D I E E J O W
O R N E E Q R T E T N V Y G P S
P I S N D E H T P H I E E T E P
E T L N B R R E U G P L E G N K
N Y I I X A C F G N B L F N H T
E F L G E E N C E I B U A Q A S
D U A H R Q E N S A X U Q G N Z
X A G U Z T V S C G I B N P D M
V I D O O R E I V F B I H F E X O
B Z O S L C M M J C V N C V D O
C A F I C A T U W I B S Y X O U
T C H A O D U D G K N O C K N N
V N Z C B R R P V E A Z K D T Q
```

Psalm 18:2

```
K S T A L W A R T M F T R Y C W
A G A U F D R E D E E M E R U G
C W O W G I P L A C E S F P E Q
A I R O O P N D O J G O O H S P
L V O C K P R O D O T O H R T U
I O C S S O D Y N S D S T P E A
W J K A A T G B P Q Y D R S U Z
A S R F V E W S A V E S E H C B
N P U E I C E B Y Z Q E S I U R
Y D I H T O T O L I T F N S E O
D A L Y R I W Q I M Q Y R L R L
A L U V E O C D V M L T G D C I
M A U N D N Q Q P O W E R I V P
X R N A O B B N A T W D U Q Z Q
W A P K M A I N S T A Y O V N
X U E Q I U S Q L L U H W D X H
```

Psalm 150:5-6

```
K B O Q Z U C Y M B A L S S H H
C R E Z N O C U A C O L V A L I
J R E N C L A S H N O C P N N N
R A S O E N P F T M A R O T I C
B H M M J B E W R P A I S M R O
A H M M L E V G A N T G H E E X
R B U N W E P V I I S G M R F G
P B L N Q V R V S C L E X T R Q
U N E I J C Y T I O L N Q X B Y
F M B O R J T A N E X U T I N L
L R Y N L C H C G S S T S D I A
C H O R A L I R I H E E G I D I
C J O L V Q N E N I N W Y P Y N
E C E K Z D G D G P G E Z X N L
Q W P L R E S O U N D I N G T H
C Z G K T V U F E O Y A F R S K
```

Galatians 5:1

```
B A T T L E W I A L B O R I N Q
S T A N D P L P I T A P E P Q U
J W G Y T R V O E I L R X D P M
U Z F R E S I S T M R E F F F E
F V U L U Y Z I O T U V G O G X
E S F M K P M D E A S A N R A H
Q E V E Y R E H L Q L I D B J E
D P D V I E X V R E L L N E B Q
W C R F R S U B M I T D O A W Q
X H M F Y F R F X J B D X R Z R
N R K F R E E G P Y O K E V I A
R G I W L V A A G A I N E C L B
G S J Y S L A V E R Y R V A W U
A T T H E R E F O R E Q A B E I
I Z M E Q C H A L L E N G E Y Y
D T Y V M D J H P V J H B C U S
```

Psalm 3:3-4

```
R O Y O H Q X R L I F T S Q B S
Y P A R O U N D J T V W U N F Y
O R R C L R Q O A C B N L W J E
T S P O Y F K A P T S P O G Q I
L B V L T D H E S Y P R D R V N G
I A N S W E R S F L F O D T P Y
W F O K U K C S R W D U O S M M
N W Q C O J Y T F R L D D C C W
A Y L Z J R D F E D O F A L C S
F O C H O A T Y H W S U L L J J
E M C L E S A G A Z K A L L I J
M R G H U R I S H I E L D I A N
S F Y O P H M K Y X C N I F I T
Q B I V O V B H E L P F U L N T
T P W M M K I I P R Q L O X L R
Y G N P S C M Y A O G R V H O A
```

2 Corinthians 4:8-9

```
T A X X V A N H E H B F C X P Q
E P E R P L E X E D Z E I C I C
C V A B I O M E E Y D I R O U X
C R U S H E D R E D I S R P C I
R K P T U L I E T Y E T E L G L
R E K H R Q S V U D A S Y P F S N
I S Q H A R U C X E Q R R E U Y
S H H D K S G E E Q A N D E M O
T V P R W E R A D O R Y I W P A
A V E O D M A S U O E I I W X A I
N P Y H A P Q E X N D T B B A I
T P M N I D E D V E T E L M I
L R W O A K Y Y G D W D E G R
Z O H D U F X S U G T Z H W E I
D V F C X P V H V C O F B X U W
```

Psalm 91:1-2

```
C F N H O C A L M I G H T Y C Y
G D O D F X R F G X E Z I T J R
O U U W O F A S J J R U H R D M
C W A E M M X D A H E I S E X Y
O I M L N A L Y B A F S H P D K
F L H L S V Y O Z C U H E O D P
R L S S T P O J D N G A L D T N
E F Z S H Q B S F G E D T E W B
S E O G I W S I G R E O E N V B
P M I V R E P D Q B B W R U S E
I H M Z R E N N H H A R E G E
T U H T L E S J W E V M Z S T U
E N R C C F B T V E Z C D T Y Y
X O Z E Z G R O O V L W H M V G
F Z L V F E C H C B N R B V R D
U T Y Z A C W M Q Z R S I K W M
```

Revelation 21:4

```
U J J O V I A L Z U W D I U E S
E Y E S F L F J C H E E R Y D C
E E Y P N A J R U I R A P K H I M
M V W A F V V L U Y T A T M C M X
U A I I S D W O P G A H L O O X
J P N C O H O R W Q B Z N U M M
Q A X I T E Y H V D B E E N F O
M T Q W O T X I V X E L X N N M A
N K S U A R M N N O V R E T N I N
D Q O C W T G I G H A Q E G N
F L I B E N Z S R U Z Y O D N F
L T P A S S E D O P N Z B S W
E J F F U C C T E A R B H L W J
V U J M B L I S S F U L X P F V
L I L O Y D H C X F E J S V S W
```

Luke 18:1

```
C E B Y Q L X I N J S F Q M Q I
A K R Z R K S T O R Y E M E E O
F L P N A L W A Y S L T T M L U
C T L T A H M D N B K Y G W A V
O P H E X P D Q A U H V E X C R
N R B E G W S R B N N Y S P P K
T A Y S P M O A X O T O E I O E
I Y H U F P R I S M L Q Q R F H
N J O Z B V T Y Y P S Q Y U S U
U L U P H U W T I G K H B A E H
E U L V L Y I C S I N D O D V A
V P O J C S Q H V D S L W G
O D S G A I I G T E O O Y H R X
S E T N D A F O Y P T P Z I E O
R V E P E R S I S T F K I F B Q
B T K Y Y Y U D B P Q Q D R P T
```

Matthew 6:12

```
D E H J K M W K R P I N U P I T
E N K R I G E N T L E N Z H E M
B V T E N D O C A R I N G U A R
T C H S D L M E R C I F U L M C D
O W R I O L Y M S F O W S V V A C J
R L I M N C C H A R I T A B L E U X M
S I M N C H A R I T A B L E O N E J
D B T U Z U O G D G T I A Q N E J
H I U C Q F V K T U M U T A T
W L R L Y D E B T S O P G A B L
K I E A W T N C L N L X R L Q
Y T K I N D H E A R T E D D E B
U Y T R U S T W O R T H Y M W V
N L D E P E N D A B L E O M X E
Z Q W D L I J K R W M K J W O A
```

Proverbs 28:13

```
A J V U L N E R A B L E Q V R T
A C Q U I T P R O S P E R R E N Z
G O D S E N D U N L O C K R N O M
Y R E C E P T I V E A F K J E N E
C O N F E S S E S K T A L W U F S
P I C O M P A S S I O N I H N C F
N E I I W H O E V E R N H R E S
W F S I N S M Z M U S F Y L S D
R U D R E S Q O V L Q C K P A U
S Q C O N C E A L S R K W P V Q
L M A R F Q U Y K E O H C Z E F
C W U X U Y B B M A V I W Y B F
L J A M E N A B L E E U V V Q P
R W F I N D S A C G K I Y D C G
L V J M K G B L U J J T V F K Y
```

Hebrews 13:3

```
P T C A L L S C H E C K U M C W
J Y E M A G C S I S Z G A V O K
T O M I X M C Y E S Z N F R N Q
H U P S V I S I T A T I O N T U
O R A T W N A I Q S K H X Z I Y M
S S T R M C S Y T W N A E P Q E N W
P E E A W T O G E T H E R N U M
I L H S T H P T M L B R P E W L
T V E A T R Y R E M E M B E R W
A E H V H Y B Y E I T Q M I C Q
L S H D I N T K W A H C Z S Y O
I S U F F E R I N G O J Y A N X H
T E Z M I L S L A S B A N Q S
Y R N A N G E L S C E U Z Z T Q
C F U W U C S Y M P A T H Y R R F
J Y J I X L E A X U A Z W F C Z
```

1 Corinthians 6:19

```
L L M O B B C B M E V D Z D P P
I L N P P V J N T C S M C A G R
F B C H U R C H M C P C N J B L
E S A W I T H I N L I M P P A C
F E S S E N C E C E R V C L S O
O V L S H R I N E S I N E O L M
R P L A C E S S K I T L Z F I B
C T E M P L E F O A T K O Q I C
E K B O D Y D G A S P U W G A M
O N Z W Y B K O T R K A K A Z
K O H O L Y L P O I C A E L O
I W D K P E A M A C I Q R I J H
C C H A R A C T E R A F G Y L K H
X S H I V Y D I U L D U A M V Z
M W A T T I T U D E N L U L D O
L S X C E C A E K J B O Q N E T
```

Mark 9:23

```
R A J W C T F M M I Z X T D H N
B B E L I E V E S A B O C H I X
G J B H O N E X W D Q R A Y O B
S Y T W D O S A I D W L N A F
P R L L T C I S O O B D W C H R D
R U I N S P I R A T I O N F H D
O C T E V E R Y T H I N G U I E N
M N P C A P A B I L I T Y W E N
I B S B E R P O S S I B L E V V
S A M S T R I V I N G O Y L A I
E N R J L Q W O R K A B L E B V
I D R I V E N V T Z T C J Z L T
K X P O T E N T I A L W Y B E Y
G D I L I G E N T J G R T K S
U M O T I V A T E D I V X Z W I
I C U M B G X D R W M N M W C F
```

Psalm 46:1-2

```
D F C F H T S T R E N G T H R M
W O E U C A B N C N A P L B H E
F R V E I Y V N G F F V O N E L X
V C E R Y R I T E N Y O L Z M L X
Q E R Q E G O I W N X E M Y O Z O T
E P P A F O G K O H A U F M U N T K
N O R A U R Q Y O T R F U N Z X K
L W E A G F P H Y R T O S T X Y
R E S N E O E O P O H L C A B T
Q R E N C N Z Y S L U Q U L I N B
D P N H N L G E W B U P E N B C
L Z T O S P J A J L A F N V X S
Z J Z R E K P S W E K R F Y O S
T P T H E R E F O R E W V K F F
G L I J C A S S E T P K X O L O
S Z D A E P M U O K P G H Q Q I
```

2 Timothy 1:7

```
R M J V C P S T R I C T R Y N
E S W L H A E V L O R T M E M L
S S W A Y C L S P I R I T G Q M
T E T Y A U F M H E B M F U U M
R H E C Z C D W S S G I K L R U
A X U V M Z I E O U E D X A B B
I B G A V E S L C P U J H T V H
N I E R S U C E A R U K C E M M
T K J D O X I Q P A R E J P L K A
B B H R N S P V A M L G O N S O
M S Z Y A K L I C A L O V U T E M
H A O A U O I E I C V R T V E R Y
X G K D Q I N G T Y E P V R R Y
A J N E U J E S Y K M W J H Z Q
C N P E M P O W E R F U F E W I
U H M P F T E Z C C Z L G Z R V
```

Luke 6:35-36

```
K B C H I L D R E N T X B S L N
W E E A N Y T H I N G T Q L H C
T I R C H Y N R C P K I V E H C
G W T W A M O S T S O P Q N Y Y
J B S H R U K I H F I H U D Z X
R C V L O J S E N E M I E S R N
B E G L C U E E K I N D D K V X
F N W C T D T H G D Z O C E O U
R A L A I X V I Q Q O A I M G X
C C E O R F Z G G G B F Q C V L
I R N O V D Z H C N C Q Z M N V
G O W M M E X P E C T I N G E I
U N G R A T E F U L E A A A P B
K N M P W Z A W P B A R C I T G
I V S N J E I H O P M D T I S Y
Q T L B S R A K E B I J Z Z J Y
```

Mark 10:45

```
I P C W V A X I U B Y H M T L F
F N Z G P U T A M A N Y P F D Q
I M G D M R J T T M Y X P A V Y
Y S C L J A O D E H E L P S Q E
S E S M A N H V T N I R D U E V
U D I Y J U Y U I S D D G R A I
P J M R A N S O M D F X E G V H
P Z P U S G E E Z D E T N F T P
L S A P G O N N E D S I X E A L
L Y R C M A N V I I M V J W F D
A Q T S T L R A N O L Z H X F A
Z A G E Y E T I C P N I W L O Y
D Q V D S F M O F P G F F A R I
I I W F L H V D N X E L H E D I
G S K U M N E F Q S P W J X C Y
P U Y A N R E W S R V X Z T I Z
```

Psalm 149:1

```
G Q L C K I V C P C L X I T B Z
J U S H Y E Z V Z C J N C K W X
H A C A S O N G G P I E D F L Z
T D J N D K H P J E Q W E F J Q
X Y B T H A L L E L U J A H M O
C R E V E R B E R A T E V L P X
W C X C Y W S P C V E U U Y E R
R D Z K H I N O R T L F D P O Z
L N C O A Y T M A Y H O Y K I S
O R C P O S P O N I E B I Z Q E
D L R F T S J A M M A C Y L M V
E A P P E Z F E E Y G E R S Z S
C Y D R Q F S S L N U H J Y U C
H C H O R U S W I N G L A D R Q
L O W M Y A R S R R G G M Q V E
```

Zephaniah 3:17

```
F Z I E R E J O I C E B N K L A
I A N W U E C S T A S Y N R U C
G K S R Y N X Y P Q T O Y E C M
H D S I N G I N G I I V Y B E U
T E S V B G R E A T V Y T U E P
E L Q A W L E P A M L W C K P G
R I C C V O D L X I U D Z E H O
K G W X B E I V M G F S R L H
E H T Y K U V R A P T U R E K I
N C O A J B P T D Y Y B H X Z A
C S O L D I E R T R O O P E R A
B I N G Y P L O N G E R P S G Q
Y B L E C J Y Z J U Q A H A R I
A W A R R I O R A F Y A J G O A
D Y U R B P P P B O P I I D R M
```

Psalm 57:10

```
P A Y P H X A R E T T K G V Q I
Y Y K W J Z H E X T O E R A S G
D H J G P J P R A R C N P S U Z
O B E H P T V A C H E A G D L T
U V B A X K A H E S P L E V P L
N S L R V M K E M S J E V A R P
B K H U G E O S E N S S E N R F
O I W M A Z N P G G A S K R A T
U E I M M E A S U R A B L E C E
N S U N L I M I T E D W I A H V
D J H X R K Z C X A Z M V G N H
E I N F I N I T E T E K N T N T
D F Q Q E V F F D N L R Y Z G E
E Y C O U N T L E S S J Z D W J
Y J F A I T H F U L N E S S F P
I G Q Q R F F L O W X T X J H W
```

Romans 15:5

```
C R Q H H S T A M I N A W T Y N
C O O R D I N A T E R N J X B V
C E N C O U R A G E M E N T S K
X O V G G O Y S H M Z D A R C L
C F H O R Q V T C I H C G F H G
R K I E E U O O N H A D R C L R
V R V T R N E O X V R L E L I O
O Z Y V A E R N P O M Y E C S T
A I S D Y H N H C V O P M B T H
W Q S V C N C C W E N J E L T S
H H W N P A A D E A Y K N H Z P
T B Y A N Z N M S U C H T M T S
T S W S U R V I V A L G H B R C
E N D U R A N C E G R A N T V R
U A B W V O M S L I V E P T D R
W U J T C N Y M J K H G Y Y C R
```

2 Corinthians 5:7-8

```
I S M C A J C Z D I C F Q L M M
N E A Y Q V J M V Q W P V G M X
T F P D S B H J G Q D N Q F T C
E A A R B T V H A B I T A T V U
R D G M E Z I G Q F A I T H A J
N E J T I F B C V H W C H V Q H
A D Y Y E L E A A P V B R H R H
L B D J X X Y R V L L V L O W S
C O M S P I R I T U A L I M A M
B V N O N P H Y S I C A L E L E
Y T M B O T K D F S W K C W K V
D W E L L I N G B Q I R J A R N
R E S I D E S I G H T D R J N N
D O M I C I L E T T A B U D Q C
H O U S E H O L D C L K V N D Y
Y Z I Y K D R W K K X O Y F N A
```

Psalm 46:10

```
R E V E R E M W X A Y K F A H I
N P X U V W T U Q B X G W I V Z
G R N A P H V A E O A X W C M S
O A U N U D T Y C E W H L O B W
I I B Q N H D M O O N P J N L I
R S M Z A A U U N M L R B I O O
L E Q Z X B T K C V A O O F N Y
V I J W E X S I O K U M O D I E
R U F S W T Y W O R D O S E I I
Q W I T W V D U E N O T T N Z E
K O E A P P L A U D S E W T E E
H D J A L X E X A L T E D E V I
X M R L W M U C O U A T M E M N
S T I L L Y H I A M O N G Q D R
B W R T X T R I B U T E G I R M
Z F E K D O S C Z I E P B V Q C
```

Psalm 5:12

```
B R E J O I C E X K E U X G V Y
L K Z U B J A W Q S W I M I K C
E P K M E O E K G O V J I P P N
S R D R T M X N Z M E Y Y D C U
S O W N E S H I E L D C A U R O
M T Q P R F B U Z F Y L Z T I Y
Y E J K S E U W N A G C U Q G H
O C T I U K E G Y V E H B W I L
U I X D R D E M O R S W J O U V
M N O E U L N O R P S G Z R L X F
E O E U W K V R F R H C R I F
B S W V S N T E T H E M Y D K S
Q Z E S D Z M A N T L E K G E W
E C Q C S E R V I C E O O S E Z
B M J C K J K J Y P F R P T N R
```

Psalm 118:24-25

```
U I M Z C R T T M L P J C V K V
X J F T A E V V G O S N H R G G
J U W S P A O I G R Z Z R X X L
S B I N M F L E N C D A E Y O M
U I N D A Z A U X A O V T R B Z
C L A E T E L A T H W R O E A O
C T R K Y U Y S S U Y J Y Y C S
E I R K Y C V I J E A C C Y C H
S O B I N A L P C E M U A N I A
S N M F U P D I X E X D I K E V
F Q H Y M M O S E N G A E W O Q
S E F O W J P P T C T I N B C V
P F C O E P J H N T B F H L X K
F C Y R B D L E A J P B W V M H
A V Q C P C D D K N B Y D J Q S
```

Galatians 5:22-23

```
G E N T L E N E S S H L Z J M M
G P L M O D E R A T I O N S N C
O X L R G N Q C L T T T A L Z T
O Q D D T R T O Z W N U W O G R
D I J O Y G R S P I R I T V P W
N U C Z K T R Z A X X J E E A J
E C M B N W S R K P G J K X I T
S I O O E E T D M H E N P B I A
S K C U N S P S S M I A M H N E
F O R B E A R A N C E J C Y E C
E T V R O H A G A I N S T E N E
G A L A T I A N S F K C L O E O
K I N D N E S S L B Z C B I N N
T L F R U I T J D H B D L P R M
F F A I T H F U L N E S S T Z T
O F O C Y W C M Y J Q L X T A H
```

Psalm 66:1-2

```
S A G M Z Y S O C V G C U T N E
G O Z M S U H X G B K O D C D Q
K O E N M U N R O Z L K G M D W O D
Q W N A P E R H T O R E Z O K X G W
U Z I S P R X E E I D R E N U I N
N E O L I F B S B A O T Y I D Q Y T
E S N E J K P R U J D E U Y F N
S I N D E H P L H A A Q J Z K I O
I R V U L D T H G S B U K J L V V Q S
N G U L R T N T L P S M H B K X K L
G S W H B U E P K U L K P F C K M
S M X C O C K Y P R A I S E O R N
P Q P S B J J J F L F F X U R I U
```

1 Corinthians 16:13

```
C S G D I H D P S V F L K S J P
G M T O W E R F A I T H A A K Z
M E D D L O H N M U S C L E U A
P V O C T G U T S O V E Z K V W
S R O C K Y K H J O S P Q R E B
T B C W R G C T D A T R I Y Z V
X P Y P T O U G H F R J L Z C S I
C O U R A G E O U S R O G L Y C A L
F S T A N D Q H Z I N C A F X U
V I I O Q M V K N Z G G R A I E N D
K U R D L S R U P X C R X F E N T
L V G M M M V S T U R D Y B N D
M Z U G G U A R D O G J P J I T
P O R O M A I N S T A Y C H J S
S T O U T Z H P F T Z E C S Q G
L H N Z L E L A F C C Q N F S G
```

Deuteronomy 31:8

```
P A P J K E C J N E V E R U H M
G D J A A F R A I D F J Y Z I P
D O E U L E A D I N G F R D M S F
F S E U S U R E N E S S E E S F
O C P S T G P L S D Y G K U E Q
R O T E V E G S C L A J Y P L B
E N F J D V R A O U G R K K X V I
U I N O Q R H O O A A X Z R J D
N D I S C X C E F O S Q E L Q K
N E J E J S C E A R M W O E C L
E N M B I T B T O D O Y S A I U S
R E D O Q X F V X I L L V G S
Q E H G L D S P O I S E E B R
E M B O L D E N Z S U W R X O D
N V C J A J P W M D W Q F B H V
```

2 Corinthians 3:17

```
E F Z H F C R E L E A S E F U R
A R J R X O O L I B E R T Y N K
L E Z W B N C H O I C E Y S H Z
I E C H A R A B B I C E S P H B
B D E W K B B I N X N Q I R A V
E O M U E F H L D R I G V A I K
R C E R V J S K E A A N X R I L K
A F H U X Z N E H I S M S T L E
T H Y E N T E N L E Q A E A X
I X T A P E N R G R V M W M X Z
O L T E R I E N D A Z B Z A E U
N X D A R V S R S C B Z J M U V
D N Z O O Z O E N M W U Y C J L
I A C S U L H R O N N U E W H N
N Z N E P I S T L E R A P V X E
U J Z V Y G V O W F S M W G X E
```

Ephesians 4:32

```
R S C K E X A M P L A R H Y F C
W C C T T O S C W Z J D D K O P
S C R O B R O T H E R H O O D R B
V A O M E J B Y F C H R I S T G H
A G P P U E P H E S I A N S I G E
G R P A S U Z F E K J B S K V G
R U A S R T C Z O H A I D C A I T
M E S A A R R R R Y C N D A N D
G I I D C D W G O N L H D N G B
W X O I W E I A R D O M G O E C
D F N G F D W V H V T J O T H A
S X A M W M E C J B H D F H U W
A Z T R E S P A S S E S C E F P
G V E B H A H Q F D R W K R K F
G S Z E D N C V M O D E L F Z I
Q K D F Q G E L K L R Y X P U O
```

Joshua 1:9

```
Z U N I T E D G I D Y L Z P B K
W A V S X C O M M A N D E D S L
A X R E O F J B H H W D F S K W
C F C O N S O R T H E E C C J
O O R A Z Q S S G G J W O O A F
M P S U A I F Z F A Q O W M U R F I
P T R T S F I O V R E W I H E U R A P Y
L E O L N L O T H C Y T R N G E L I
E G Q S N U S V R G Z V E A O Q A T
N K I B U K N E T J O E N U T E
T D A Q F O E C U Q H R I S E G
O Z J U C N A D O Q V R H F P Q
L G O A C C O M P A N Y S X R B
D U D K S B Z C L N A B M D Q Y
```

Psalm 86:5

```
F M C T U A S A U X C L I N K N
D V A A B S O L V E A J U J Y E
X L S Y M P A T H Y L B K A K O
K F O R G I V I N G L M P I P N
Q K A U U N F M Z U E B R M N T
G K N B O U E M Z T X E E C U P
O N E D O S F H L J C X C O N R A
O B R D U U I I B Z U O R C I P A X
D A K C J D N I M O S N N L E R A P
P I X M O B L D K B E E D E U T O
K E U V O J O H I S E R A L N
X Y V G A V E C N G A T E H T
Y X W I Q J E O E Y G T E H T
S P L E N I E N T O H E H F W A
N R U N D E R S T A N D O K T G
M F Y T C K P T A W Y F S Q M X
```

Philippians 4:6

```
N H S G D Z Q U A N P L Q Y F J
O G U U A S B H B L L X O I K J
A T P R J P I S O U E F L P P V
P H P E J A N E U M A A H Y R T
P A L Q I N E N T R E A T Y A N
L N K C I B Y A D J P F Z P D Y
I C S A S E T O V P W N V P R E W
C G T I T I E H E A X O Z N R E R L
A I I I Z I M E I V O P E Q X X N
T V O I I M G A V T H B N E R P
I O V N O A U F I E O P N N N N
O N E N T O T P F R W I T N U
U G N I P E J X V B Y L H S Z E
B E S K P A N X I O U S R K E A
Q R G R H O A A X A Z D A Y E B
```

Proverbs 22:6

```
J C U L T I V A T E E Y R M X O
O S M M W G E F D F L Y Y Z G K
I J Y N S R E X A M P L E P B R
H N P G A I N F L U E N C E L P
J L S P I E S T A R T H V J B V
P C E T D C M I M H Z E N W U C
Q R H I R L O Y T Q D H U E C Z
P U U I A U A L U F A T R T A J
S G I Q L H C S T L M R T A U J
H T I H N D K T O N A U U R C A T
I U E M E S R C R E G N R C A T E
M R I E J L H E R L U Q E K T
H N G C R C L J N J H U J F E
P Z D M A Y L T R A I N F A Z O
K A I O U B F W M M C X Z X Q P
G G C C B C N C H S A Y K G M E
```

Philippians 4:7

```
P Z M J A L Y I H E A R T S T J
D E S E R E N I T Y U A B P U E
X T A I X H W D X H F L A C Y G
U H C C H Z O A C S C R R H N H
P O S Y E M J I C U M M E F R O L
E U G T O A H O D U R D E F I S T R L
A G H R H P L H L M A K I T C N O P B
C E T G D W G L Z E S H S G A T O L S A
E N S U R F I G N H S G A T O L E N T
K M A T W C L O E E V N I O L E N T
O T R H V F E L D S V E G N A W U
A N D L H H Y A K D S V A D T U
U N D E R S T A N D I N G E Y E
I D Z D E A P R Y L L P Y P J O
W L N F S Q B B E N U N L P T C
```

Exodus 20:12

```
R Q Z P P P A T R I A R C H G Q
E T M G R A Y U F A T H E R X E
L Q N A M O E M Z E N E X Q N K
A L H E N S M M G R L I V E M R
T X O G A J N I U H L H N E A F
I W J N G O I L S A Y H O K T U
V E J B Z G I I K N E U S C Y Y
E B P Q K R A R N S D H D W R A
V J D V K O E O P M P A X X N X
T F X D K T H O N O R O X U A D
L G N Y A D L S O K W Q Y B L J
B A Q P R R N G P Y E M N T M J
L C B O G O K R I Q O G P H U A
L C L G B M O T H E R P F Y Q I
G I V I N G P A R E N T A L S W
T G J V F F Z R N X T I B V V Y
```

John 14:6

```
U W C H D G D B M U E A H Y C N
R P R O E R V F Q M S Y O I N D
J Y H T M L T F Q Y C B D R U I
S E D R V E I C C E E C E T U N
G V J U B P S A A A P H T U E T
J V J T X S M B W C T P C A R E
M V P H E I I G D A R L J P A G
S C M E T D E E F O E A T P R R
P I G H A E D T L D L C H R O I
L E T H W E X T Y V D F O A C T
L E T S E Y J U U P M L U C H Y
M A N S E G W H U J G Z G H R F
P A J U V E R A C I T Y H R D I
R C R W O I E K I I W W A Y U W
E Z K D X M F K D U L D K O R B
```

Isaiah 43:19

```
M Y N Q P Z G E P Q G T I Q M H
N E C I S J A B Y X C A G L J I
P N U W Z Y W S Z B I M V S P W
I R L A I M P R O V E E S T V F
F I U S I P E R C E I V E F M I
R C T I D Y N B R G N J Q V N T
E H V A E A O A A N R W U Z S N M
S W R T A W N O D C A L N Z L V K
H M U E N T D L B U C I E E S A U
U T N D I K N L R Y V G H I N R
R R B M W M T X P S O N K K I B
S T R E A M S S K N I L H G V N
I N U R T U R E O K B V R G E I
D E V E L O P K A K S W H A X W
H E U L G Q O M J R D H G B M P
```

Psalm 55:22

```
X N J R J D S X P X L F R S Q P
S Q W E F Y X I P Q X A I Z I T
R K C S M Z P N R O J D I G G D U
Y J C P K D N I O G A I R H X R
R F A E I I L J P Q H I S T X L
C S R C A C R O E B O S E O A L F
S A E T L T E C R C N V I O C M
E H S S C I P O G D O R R R E L V
G U A T Y O U D P Q R A V T I J
S M P K F S T E C M A T U R E S
N P U Z E U A C K G B U R F S O
N N H K F N L N K B J L O F U
H B S M N J L N L E E T L U V V
M R M C H Q Z T Y H K S W T K V
N L A O I Y H O N E S T V V V
R K G H A N A V B F W P A X A Q
```

James 5:16

```
K F F F T X M C M A V T R Q M T
C E J O T H E R T D C K G N W
Z O G Q O W N V T M X J O C Z Z
A K N J A W F A L I P S S S P B
E R W F B P I A T R S V O R A
F I Y E V O J H E G E L C A Y M
F G I H I S B W P R R B X O Y R O
E C H A N T I S F E O L N L Y E A
C T E V O B W S F R A U A Q R O H
T E C A I E C E I E F M L Z G H
I O O A Q L Z R F L N U T D Z P
V U X C V E G C I A S W L Z I Q
E S Y U H B D A I R W R S U N Z
T R Y T B P R R K L L E U S N U
P A C K N O W L E D G E A K V L
J W L C J V K T Z L V U C J U P
```

John 16:33

```
N O N V I O L E N T R V A B Q W
E I X L C V W J F U Z W M V Z D
I L R I R E S T F U L X Z F Z B
U T N R S F E L Y W A C B X M M
E O E L X C G V E G I K T Z H
T L M W O R L D N F C R R C E A
C U I T H E R A P E U T I C L
U S E R E N I T Y R E L A X I O
R U M D G S A N C T U A R Y I Q
A U E J T R O U B L E W E D N G
T O L D H F Y L K J C D K Z B
I M V S H A A T H I N G S A S Z
V N C F J Q P E A C E F U L W W
E O R E A S S U R I N G L S C P
U L G J C A L M I N G Y M X T Y
K J G S L G S T X Y U V R B C P
```

-112-

Psalm 30:1-2

```
I M P R O V E J T L B C L H J P
F S Q D N K U N V G O T V N B O
H E A L E D Q B C L N V H T K E
M T P W O D H Z E O S K L V I C
I L L A S I E I H A G A T V J O
O O I C K V N P Q T X Q R P E U
L R U F A L P T T E B T I F L T
B S A M T L H R E H U W U O A S
E J C B G E L Z O N S F M L T N
Y I K S P E D E K M S X P S E X
H W W U E F F I D C O I H E B H
V E C S P E L R V A Q T F F X O
X Z L G J U P R A I S E E Y F B
R M B P R E V E L E V A T E L T
Y N D G O D K K K I E Z B P C M
Q H W A C W X K G J G N R T E E
```

Psalm 3:7-8

```
R Y F G B R E A K F O L C S X P
R E E D A J Z Y Z N W U X D O
Z L I B E R A T I O N M B E E Q
I L W W E J I P O A Z V Z S L M
K T O I S B Q S D P C K Y P I A S
E K V R A P L U E L F E Q T V S
N U U C D S E E C O M E S R E Q
E V P A O K C B S A Y D K Z R I
M N N E I M Y E B S E J H H A O
I H T R O M U E N K I B V M N H
E M T H R P S S C D Q N A I C E
S S H D U A L I W C H H G I E V
V T X E E S W E M T V B V E D T
S Q H L B J O R E E B V D W O
M M E C G F R E E D O M O T L M
T R I O G X T X C I P J X J E O
```

Proverbs 17:22

```
J U K B M Q B B O T U X O D J B
P J Q T R E A T M E N T V U T U
M Z B A M H E A R T W G F M D R
R Y O W O J O Y F U L B L X X B
D P N R S P I R I T X M E Q S O
R J E O R X D D P C X T R M O N
I I J S M T E K U N B O J X M L P
E G Q X H P Z I E D V E I C U A
S R O S I L J T I F N U Y A T W
X Z U O Y M A T V I S P E N I T
P R L X D I N R C A A E E S O Q
C G X J V A P I X R Y H E W N O
R E M E D Y D R E C N R C E H T
P N L G K E Z H W S U F Z R X B
R L M S M E T S C C W R T W H D
A A F E J A Q X J Q I D R B U A
```

Mark 11:24

```
H N K U R B E L I E V E E T U E
B P J X U D D A W A A S K E Q B
H Q J G R A T E F U L L Q X E P
T M Z T A C C O R D E D S A F M
U J E N Q U I R E D M R T M P S
T H E R E F O R E X E S Y I F Z
F J L J U R K T H V E M L N B E
H T A Z F Y N K E U G Y A E H M
A S I Q S A D T Q D M E Q G P K
V O I X R X A E E W V T K F H C
E S T G C H R D J A L Q X F C
N E Q Y W S R P G V F P A D Y C
R T C A B A R E C E I V E D M D
R Z U Y W M V S E O B D C L P E
K P R A Y E R O S U E E X R X O
O C X R W V H X M C M H T L E I
```

Jeremiah 29:11

```
K V E B L U E P R I N T N P T B
X M I B C G F H R H G J I L O T
W L B Y U S U K N O W R X A C T
W S Y S F U O H O P E C U N S N
F U T U R E D N P P D W U S R T
M G W R Y M S E S Y W D E Q E D
Y C I H A V L O C G A G S Q P K
F O L V Z T R B N L N J H N A T
S N Y N E P E I G A A N N C R A
K C G Q O M M G R Y G R Y W E T
Q E W A V O K R Y I I L E W W P
W I S D C A A O S F N G L S E B
C V Y P N O E E L H W Q U J C D
V E U A V T D C J Y O V G K D Y
D I N T E N D H A R M F S U B O
Q I N U G B I M O I W T H S K K
```

Titus 2:11-12

```
S E L F C O N T R O L L E D P W
W R E N O U N C E C K D P H Y J
N A N Y D H X X G R A C E C U I
U N G O D L I N E S S N O Z A F
A B V E X X S V N B I O P S G U Y
P Z U P R I G H T W A R L A M Y
P G T M W Y Q M N L H I E L B W
E O G A T R A I N I N G V A R G
A J P L X G O D L Y D N C A I Q
R P D C I N C T V T N E R T N J
E P R E S E N T Y Q F H B I G L
D F S W O R L D L Y Z V D I O A
L W O U B P E M L I V E S N N A
W D E H B V P A S S I O N S G S
Z Y Y U I B W I C J M E J H M T
M E O L W W C D D G U I A S H B
```

Psalm 23:4

```
P H G U D F E A R L E S S G F R
I V T Y B R A V E Z Q F H J V K
G A T S A F N T H R O U G H G D
Q T L X R B Z V K U O G M N F K E
T L X F M Y S A S F N R H A H Q
V E B Q X S H A D O W O D T M A P
J Y R C O M F O R T U D R H V P
I L C V J N E R V E B A V O J P
A P D T P Y O O Z H E U D U H T
G B G P J W S Q F T I U G K F
E V I L O A C T K D E A T H V P
Z B C B R L S S T A F F B N L
R E K O G K V E V E N N O P A Y
N K H C O U R A G E X C D R K
J T X Q C A V B E F P B X O F F
I X Q N V B W S S U M P M P R H
```

Psalm 13:5-6

```
S A L V A T I O N J T W H T I B
T C O N F I D E N C E X K T R U N Y
E R T N P S F W I L L P I U G O X
U C P S H Z X Z B G K I V S O W
B H E B R P P Y K J I V Y T O T A B
B K W E H U N F A I L I N G D A B
S T V U I R E W V Q N L W U G B
V O R E J O I C E S N U D F Z G
L U C C O N V I C T I O N W U R
H P R A I S E O H E A R T H B E
J D U V N G Q R S S E K J P E N
T G Z S I N G G P W P H B W E E
N W B E L I E F J I D G K P N
C M L D C F F A I T H N G W T S
E G Q W B Q O L H O P E O J Z X
I G N R N K A R Z G B O B S M
```

Psalm 117

```
W H G Z R I L T O W A R D K P J
A P N V S C C B A L S A U B E Y
D H F E F F L K E N S S J K R S E
C H W T U A E U O E S D R J W E M
N T M H N V N I R E P T Y H E M Z
V V H R I I T U N V N B H J V Z
X R E V T A D L S A L Z D X E O K
W T R N N N U S T A Z P A P R K
E U O C E F E S Y X A E L E E R
S C D H H L N O P U R R W O A Z
B G K T D O L G D B L S A P A C
D Y I N C E V I L J F I S Y Z R I
Q A E G P R A I S E O S S E L I
F F O R E V E R F G W T B E N X
N R S O R I G Q W Z O Y I Y M R
K E D N G K G G A H W L M R U Y
```

Psalm 91:4

```
R V C F A I T H F U L K J U G A
P O S B V S V F A B M Y O R D S
P L W O R F B F A R R B E E N R
L R E U S E E K A I Q T Z N F S
Z E O D A E A A X U L X P S B Z
H D O T G Y C X T E F Q R U F E
I A M D E E M U H H T A O R E B
W R H A E C G S R S E G M E N A
O M T L Y R T W W E T R I E N A
X O I R E A M I N L D D S A F D
N R T V X I E N O N V D E G L R
P H O F R V T G T N Z H S L P U
N C T F K H Q S Z O A T H E T M
R J N O U T X E N G A G E L O U
I O G U A R A N T E E K O A V B
C J R H R E P B L T Q S E H W Y
```

John 10:27-28

```
G A E I Y V O C U S E B J M Y X
P Q N D H H U N P H T P Y E T J
P J M N X K V W J E E I C E Z F
C R L W E H A V G E R E L N P K
Z T J I C V Q Z G P N J E N E W
B H W T S H E U D Y A A R Z M K
A A U I T A R L R L M G N I K U
O N X G W H E R K G V G U S D
S D X O H H C N W G I V E F H
K W N R P O R O R U V E K H L T
P K M E S O L N B Z E M J G W J
F M H Q T L B V I C A R S Y X M
J S L S O X U B I Z K R D T A T
Q Q A F V Q M O H J T V O T R X
I P H R N Q V L I F E R N D G F
J E W Y E T L V H Q J O G U Y L
```

Psalm 7:10

```
K V I R T U O U S Q Q M N A M J
S G K O Q P Z X V L M A E Q O N
R A I U L J U D G E O A G D R Q C
L X V I P F Y N X S I L L N I A L
S S N E R R U C R D T S N S P A X
U S Z R S H I E L D B T W L S E S
O B E C X C H G V H F A G U L Y
J P Y K W R A T H D O A G S T S
L J O H Z D Q N H T H T I U Y E
G O D I I Z B Q D S R E U S S F
T M V G F B J U H E A R T F C E
K Q B H R I G H T E O U S X E H
G R W E M R F Q X R H J E K K E
P R O T E C T S O O C G P W E J
T Y H X T F H V U A W L C E H B
Q B E N J R K O O B B Z K L H Y
```

John 3:16

```
U B B R L I Q F O A C C B C W R
S G B E T E R N A L L E V Q O L
Q A I H D B O S M F P C Z N Q T
L V K D B P E H U K L M B L O E
J E F G O D B L C E V H C I M U X
R V L E J Q D V I T P Q D F T X
N U N D Y I N G A E I O S E R M
D U E T H H W M S D V G O K I H
V Z I G W H O E V E R E N I N H
J F O D Z L R B S P R D S Y I I
L S N A D U L V X J P M L N T L
E G E C Z P D A I T A N O D Y E
L S Z N P E R I S H O A R A F T
L O V E D B K H R Q S O A K U F
G K H E S H O U L D L I S H H Q
V F I K R L I V V F D P R A H F
```

Psalm 16:1

```
F Q S T J U D E K S P D W B S P
J O I I R C V B N E A E Y G Y M
J H H F E U T A S S E F E G F L
B L R G O D I H S A D P E B G X
B S O E B D O A A N S L Z W R Q
Z I V A U W E B W T A F S N G F
R C U H F Z F O N A S H E A T N
B G H O W Q U R A Y T Y B E N E
X E T F R G K S R Y C A T H O S
N H L A M K E J Y Y L C L H L S
Y F F K T C F J L L Q C E R Y P
K L F E Y C F C U L C E R L W U
B T I O B Z N K M S W A U Y Y G
C M P R O T E C T I O N A A W J
I L J H W Z V E S W O E O P V N
```

Mark 14:22

```
Z E E X J W U T Y C L I W T V P
I U T A G B R H R H D E H W H A
Y C H L N V S E A W R Y U O G P K
A A E L N U P T H N F I B H N T A
G R C K N N P A K Q S H I I E S H
A I K Z F E V T X A Q D W D I R H
V E S C J T R Z P E Z Y A W I O W
R T Q B R O K E J L U Y C U N O
O O C O M M U N I O N H P W H J
R R S X X A L B B R E A D I C S
I P D N C V Y B O D Y L F N M P
R U K D A S A Y I N G J T E J F
W I M E S S I A H D I B O F Q W
K D I S C I P L E S J F Y Q N J
Y Q O G N W R D X B L A N T N V
```

Hebrews 11:1-2

```
W E I M A N T I C I P A T E H V
Z X Q F O R E F A T H E R Q G E
P P B C O M M E N D E D F Z M
D E A T H R I K L U N F O S F Q
P C P N C I N S I G H T J E A U
R O T C A C O W I S D O M P E I O
G Z P G J O E F A C U M E N H I
E F U S V N U N I C D F E M Y G
N I X F Y J Y J G X S E Y Q C Z F
I T H O P E D F X J Y F N Y P O
O U U E W P S M C O C V C D Q U
R H A S S U R A N C E R Y E Z J
H S P P R E D E C E S S O R E T
Z M U I L S V D Q P S D K I I M
```

John 4:34

```
V O C A T I O N U O A U K M Q Y
Q M F O O D U Y N U P X C I O O
H W R L N C R Q D W N L F S R Z
H C E R F R P T E U O L I S N O
S E N T A Q P E R F U R N A L O Z
G O W C H P L N T F T U R W I L D
D O Z S Q L X T A J R B E A L Z I
W O R K I U Y E K L S Z I F L N
U L E F P O S R I O H E M E I W
E T L U U E E P N T M E W C E R
F U Z F U P K R G B E A L T I S
F W E O V J F I P W N E T I R K
C A L L I N G S B G T I S G N
S O X S U S T E N A N C E H P B
N R C O N C L U D E W N A Q V Q
G X J O D S A G I K X D A L P Z
```

Colossians 3:15

```
S B O D Y J M X O X V R Y T I A
C O P E A C E R W A N K O H I J
O R D T E W U K C U J N O L A Z
L V Y L G V T H A N K F U L B O
L P G D A L L O W I L O M A B I
E I N D E E D U C N J C A U P B
C N X R T F V G M A G D O T I A
T O N E R O O G R U L E C U I M
E W Z Z Q G W N H Y L U A Z P K
D U X H E A S E H L A W E L E Y
H E A R T S Y Q T I N X L D D V
X K F O K I D N P H C F Z K R C
H E Z C H R I S T U E H M J Y Z
K P Z Y Q O R A D Q Q R F L Q D
O W J A J B E U F U F N J E O J
F P B Q U F H P T O T H L G G X
```

Psalm 16:11

```
L Y H G Y A A T R A C K T S K X
Y J R Y W N U U R L K L B N Z Q
K N O W N A L V M I Q J Q V H A
E E N L B R H A N D G B L S R C
D I R E C T I O N U A H B P O B
D J Y J P R E S E N C E T L O W
O V W A Y J S L I F E H W E Y S
S F O L L O W L F F S Z C A S H
H V M O T A U R D I T S Y S J I
K C A K C O U R S E L X M U H I
B N K L O T T L N R K L B R H M
H F E W Q I D S S J B B A E K X
V V E T E R N A L M I P A S N C
B U P V P A T H Y I N M S A R S
R A Z D U L M B B C I N J H T O
E I C O O O U F D E W C B I C G
```

Psalm 36:8-9

```
G H O L I D A Y R F A S C I M F
C L G C T K V R A E U N W F A W
R M H O U S E R N A S F D L C C V
T H E X R U T I S S X D E A Y H G
S Z A O Y K A E G T L I J W F U C
S G B X N T M Y Y A M L I J O E C
S P S I N S I G H T L G L B A T O
L U R U U H C L L A I H T N B N A
I D O E B O W Y T W F N F Q U T T
G F B A A A Z I W R E S Z Q U E D
H G L Q G D J K S D R H Y A T D
T G P L E N T Y J L S B S E E L
Y E W W L O Z L A V I S H T Y
I P J A B U N D A N C E X C W R
C F V W R I V E R D F V U D U Z
N D D B Z Y T K A J E D R B N X
```

Luke 18:27

```
U T I M P O S S I B L E O D E S
P N A O W E U M J R U I M H E E
R O Y L E I M C E E N N I H T O
E I W I M E U O K D S V I J B F
L N Z E E I D Q W U T N P X G Y
E E R L R L G J D B O N O T E P
N V Q W V F D H R F P C T O R T
T I A D J K U I T S P I E N P K
L T O P Q R D L N Y A B N L Y I
E A Z Z A I V P X G B L T O X B
S B L I V E W I R E L E O X M L
D E A C H I E V E R X G J D E E
L R S F I N E X O R A B L E J
S F A N Y T H I N G U V M B N
X R W Z B N G X K Q M B B I N Y
```

Psalm 121:7

```
O G O I N G H U Y U A N W N V M
H J F O R E V E R M O R E T K Z
O F B Y N L F H W A G U N V C P
J V B R X I U P R O T E C T A U
M A E X E N L H S R M W B E F N
V W W R K E Y J D A R G H C E X
W I G I S P Z L P A N C I U C E
A L C I D I E D H I T J W S U A
R L K S I N O S M A E F R T K E
D A N P I G N O W R P H M O D I
E L Y T J L C L U H W G X D R L
N U N N T B V C U T W A M I J N
N E N B J P E N I V X X E A F N
S A S K E S D L U J W O Y N F O
F Z V E N B W X X I K K Z C Y X
I Z K M V P P D C O J O V N I M
```

Psalm 19:1

```
W X B D D E S I G N E R I Q B F
R R V T H N S O U R C E S N A X
X P C I N T C G L O R Y F C A M
M M C M L P C M C Y T O D G W G
A Y A A Q B X S J C M U R S J E
K T N J K T T O E I D O D K N R
E D Q I V E S T A G T D D I N F
R M A D H D Y I L Q A F E E H A
S A W P Q H C B E K U C C S A Z
P D U F C O G R R M Y E I A R D
A E B R R E C O I I J E A W E M
J R A P L P W G E B D R E M Z S
X H E A V E N S T W N K E Z O P
L P P R O D U C E R I K M F V B
M C G Z W E O R I G I N D V A H
K M P J M D F O T Z Z B P D A S
```

Psalm 16:8

```
J G E A E A N M W J J O F Y Z Q
C J J A T T E N T I O N Y E I Y
A F W O C W A L W A Y S K F S R
I O G H A N D E V O T I O N V G
D O C T S A J N A Y L O R D I S
N S B F U M Y F O J F T R S I M
X S N Q T V A B M K F D B A I U
M O T I V A T I O N M D T N N O
E Y E S I C S H A K E N R I G
M Q A A E M T C G L B D Z Q R O
U M K K A F E M P H A S I S I G
M S A E Y A F N T N E L S Y G H
C X R W E N J O V E C L X H T A
F D R Y N P N A R W I L L K T
K F K Z P X F O C U S F F B O K R
B G C F M B I P X B W R U L T K
```

Matthew 22:37

```
U V M A U A F F E C T I O N E Z
B F L J P G N I N S E J B S A J
R I S F Z A H Y S Z S M X E P C
E S Q E U S E M O T I O N E H
P B U N E N S A D O R E T I B
L S D Y D L B I R D Z A I D A
I D V I N Y Y I S O T V S M M A
E S K O V M O S N Z N X J E E L
D H F Y B Y U I Q G P I R N O B
Q I L S M K R A P A E E L T Z W
E P B M I H N L T B D U N E Y L
I A O E N O A K O N H Y L C H R
F U O L D U L E E V L F N Q Y D
D E P T H U P T E C E V F X E B
V B G M O R R S W S K S Z G W O
C D F S Z R Y M H F O U M C H D
```

2 Peter 3:9

```
P Q Z S V B Y R E A C H I F M V
U W Q L G X K U W P O H R M X N
R A Z O J Z I D R L U V E G G X
W X S W V G X E L K N F P E C C V
M O T N Y W T L Z G T U E X V L
A C S E V E I D T I F L N B T O
N P H S P P D S C G T F T B O W
X X O S X G R Y H N M I A R T O R K
T F U L J Z R O E I Y L N E M O G
H N L S O R P I M F N L C E M O D R
L A D T O G T C A I V G E O D G R
T M K S N A I Z P S S M P R Q N R G
Z J N X P I L Z Q O P E P R N G
P J A T O N E P E Y Z I W E L Q
G Z P E R I S H J Y C K X R A W
Y L R L M D A P O Y L U P N W G
```

Isaiah 41:10

```
S S C U F A C I L I T A T E L V
T Y S L N G H R I H G I S Y B Z
O U P T D H D X J E S E F T L K P
U P H E E I D A Y H S A L P T N U
T H O R E B V S S U U S O I P I B J
H O L D F E M O N T V S A S R C
E L D E T E P S U G Y O E E N C G S
A R E H Z E E I S X E L D T J H X
T P E N T C E A A E U N O E O
E X N T B C E A A E U N O E O E
D K E B R A V E Z D I A L V O K
C B D C I F F X N H M N V K U H
A U S A R R A A A D F G O Z S
V A O G G Y H Z J K R O M Z M H
H N W O G S L S X Y Q U G E E J
```

Genesis 1:27

```
G G A R D E N J P B J R Y P K K
N K N I H A U F K E M N E X E E
A G G V L U W D X L P U F G V G
U W U A A N M E D B P D E E E Q
P O Z N W D A A K S P K M N Q E
Y M I O W S A P N J N U A N E D C
O N B F L T M G X L T M E I L N
S M A N A T G O D I E Y G S O C
H Z O E E D O M I N I O N D S B Y
M T L T Y D J Q Q W N J E G A Y
L A H Y N B E A I F O T A D L F
M O X H S T W N F J A D O F B O
I V G J B G P A R E L I L I G U
T S I M A G E H R L M L H U C S
X C Z O B P I C U X U O W B H K
```

Romans 15:13

```
Y X W P Q O D W B H J Q L J Y C
W I S H M R N R P M O T A U D U
F I L L L O O L E O Y G J F T G
L Q C P R M A M C A N U N X A A
B Z P E K O M R I I M O P S B Q
X P P E G D I F V S I R W T O A P
B O Y S A U C E J T E B I Z O U
T W H C O C I S A F T R N M P F A
E O U O L E R M C I Y U B D A X
P L V E U I D E P H S F X R X
D J Y B E R P S I O Q X V I O
O T Q K S P X A N U P K K J O K
I S B A F E C V G B E Y M F K Y
M T Y G W J H U Q E P H E Y E D
Q J E K P C F Y R J G J S Q N V
O M X X R D H B Z S W M K P T N
```

Mark 12:30

```
O Z I L G E N U F L E C T D U Q
R S E D K L R H M I S S X E D T
E E A X N Y T Q E Z D H O D B R
N U C C I R Y W J A T A S I Z T
T L H T R L S G V G R Y U C B T
I X O T M I N D N L D T U R N H
R U S T Q A F E W W F W R R E X
E Z B L N E R I G E K E E N X
X S E O T T P T C B N T G G X
F P N V S T T E E T U O Y X
D R E D N A W Z Y P D T E H G V
U D E V O T I O N P A R X Z R
P R O S T R A T E U W S I G A B
G L Z B M N A P H T S O U L J A
G V T S I M S U T R B O W U A S
E D X T V D V H G L W L N N O L
```

Psalm 126:3

```
B J L A B O U N T Y B E T K S O
E P K F I L L E D U Y W H I L P T
N S U I D Y W W T L E C C I C E W
E U Y D N G O N M B R T D Z N O P
V O G N X G S A E L Y C E G S M W K
O O N E G I U G B D I N X S P E N M
L O E L F A N P Y O S V D A E N J
E D S S X T L A N D P J S S N T Q
N D S J S T R U N G S A O J X X R
C W H L X R I F R H W W H I E E B
E I O P X U M B S E L J W O W B Y
X L J C S B I I T C V A O A N E Z
Z L W S N S N S I T M H D T T F Z O
Q Z C D H M Y L F S R L C K Y H
  O F F E R I N G E C R O E V H S
V F Z M X B B B E E U C P Y W B
```

Luke 6:37

```
P I W L S U P P O R T I V E Y Y
M G O D S E N D F I W I L L V R
C F U L Y P B X W N U P U U L J
T U N D E R S T A N D I N G M L T
Q C T U G M D G O S P E L N C T
O A Q G T E H N Q W H K M B O S
E A K W S U A J U D G E V G N I
P L H U N C R I T I C A L W D W R
U C C F O R G I V I N G X J E M K Z
G X M I D E N T I F Y J E D N Z
E K C H A R I T A B L E W L N L
L H M M E R C Y W N H Y B Z W B
S B C G R A C C E P T I N G T
P G N Y K S F O R G I V E N Q T
Q L R L O T B V O W D N J S U G
```

Romans 8:28

```
O F L W T N G O O D N E S S J V
W K A P H C A L L E D H W O M K
I D A C A I A P T I T U D E L Q H
J K C A T N L O V E M Q J O Q E G
O N C C T E G E Q Z C O N H J N A X
B O O R E S L A M W R Z H M Y R I
J W R I N C L I N A T I O N R I H
L E D H H N S I A L J F Y E N E A
E D I B W X P W I I Y U S L S T E
T G E R B C C W M T T O Q G I S Q
I G V I O L U O Y P L W X H V E
V E C T J M E S F R I A U R I V
E V W O R T H Y U E K Z K Y M H
H T A R G E T P S A P S G N B Z
O B E H X E T H O S E B N I L X
F V S Y W A G H R F W C R X O A
```

Psalm 9:1

```
L H E A R T L O R D T G F J Q S
X S D X R S C Q D E E D S U J H
D M Q Z Z S I W I L L P Q X O F
L V S D X X N K F D T E L L F W
P Y W O N D E R F U L J O Z H X
A C O M M U N I C A T E L H S M
Y O U R M I S S I O N Q K O I X
W I M A N N E R S B P A S K G U
V W X F E R F M V I K H W H I T
V I F L Q N G R A T E F U L I
Y L T H A N K S G I V I N G E
I L P Z E P R X H O X F V Y G G
E S A P K E K B R Q Z K O N K K
S B C N A C T I O N S I D X J P
N Q G Y H T H A N K S V U L R O
M D Q A Y J M F W O E X L Z O A
```

Please leave a review!

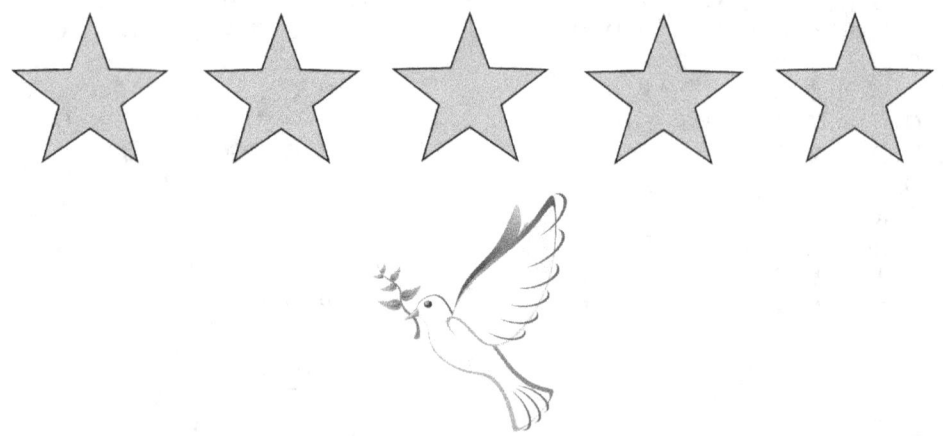